Carlo Gelmetti

La pratica dell'atopia

Carlo Gelmetti

La pratica
dell'atopia

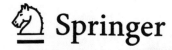
Springer

CARLO GELMETTI
Direttore
Istituto di Scienze Dermatologiche
Università degli Studi di Milano

Direttore UOS di Dermatologia Pediatrica
Fondazione IRCCS
"Ospedale Maggiore Policlinico, Mangiagalli e Regina Elena", Milano

ISBN 978-88-470-0774-1   e-ISBN 978-88-470-0775-8

Springer-Verlag fa parte di Springer Science+Business Media
springer.com
© Springer Italia 2008

Layout copertina: Simona Colombo, Milano
Impaginazione: Compostudio, Cernusco s/N (MI)
Stampa: Grafiche Porpora, Segrate (MI)

Stampato in Italia
Springer-Verlag Italia S.r.l., Via Decembrio 28, I-20137 Milano

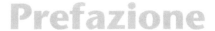

Prefazione

L'estensione del concetto di atopia quale manifestazione di una maggiore sensibilità della cute e delle mucose agli stimoli infiammatori in senso lato ha portato a approcciare il paziente in maniera integrata. Il dermatologo, che è un privilegiato perché può vedere i primi segni della dermatite atopica già nel lattante, sa oramai che dovrà lavorare a stretto contatto con l'allergologo e gli altri specialisti d'organo cui spetterà di affrontare le eventuali manifestazioni più tardive come l'asma allergico e la rinocongiuntivite allergica.

L'impegno di Carlo Gelmetti e degli altri esperti nazionali per stimolare la creazione della Scuola dell'Atopia in Italia ha già portato i suoi frutti con la costituzione di vari gruppi in alcune realtà locali e con la pubblicazione nello scorso anno del volume "La scuola dell'atopia" (C. Gelmetti, Springer), che si è qualificato come il punto di riferimento di quest'ampia problematica.

Questo nuovo libro vuole essere un completamento del precedente, e, come annuncia il titolo, si propone di essere una guida pratica, destinata a coloro che si trovano in prima linea ed abbiano bisogno di indicazioni schematiche e precise per trarne decisioni rapide. L'atlante fotografico delle manifestazioni cliniche, gli algoritmi commentati dei capi principali ed una selezione dei farmaci e dei prodotti che possono essere utili nella gestione quotidiana dell'atopia, sono le tre parti di questa pubblicazione che pensiamo possa essere utile a tutti i professionisti della salute e, di conseguenza, a tutti i nostri pazienti.

Milano, Novembre 2007

Elvio Alessi
Direttore UOC Dermatologia
Fondazione IRCCS
"Ospedale Maggiore Policlinico,
Mangiagalli e Regina Elena" di Milano

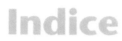

Indice

Parte I Atlante fotografico
A cura di C. Gelmetti

Parte III Farmaci, cosmetici e presidi medico-chirurgici

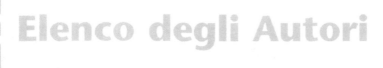

Elenco degli Autori

Maria C. Artesani
UOC di Allergologia Pediatrica, Dipartimento di Medicina Pediatrica, Ospedale Pediatrico Bambino Gesù, Roma

Attilio L. Boner
Clinica Pediatrica, Università degli Studi, Verona

Stefano Bonini
Dipartimento di Oftalmologia, Università Campus Bio-Medico e IRCCS Fondazione "GB Bietti" per l'Oftalmologia, Roma

Silvia Brambilla
UO di Neuropsichiatria dell'Infanzia e dell'Adolescenza, Fondazione IRCCS "Ospedale Maggiore Policlinico, Mangiagalli e Regina Elena", Milano

Anna G. Burroni
Azienda Ospedaliera Università "S. Martino", Genova

Anna Calza
Centro Studi Terme di Comano, Trento

Giovanni Cavagni
UOC di Allergologia Pediatrica, Centro Disciplinare per le Vaccinazioni a Rischio, Dipartimento di Medicina Pediatrica, Ospedale Pediatrico "Bambino Gesù", Roma

Giorgio Ciprandi
Dipartimento di Medicina Interna, Azienda Ospedaliera Università "S. Martino", Genova

Elisa Civardi
Dipartimento di Scienze Pediatriche, Università degli Studi e Fondazione IRCCS Policlinico "S. Matteo", Pavia

Cristina Colonna
Istituto di Scienze Dermatologiche, Università degli Studi di Milano e Fondazione IRCCS "Ospedale Maggiore Policlinico, Mangiagalli e Regina Elena", Milano

Maurizio Corvo
Dipartimento Materno Infantile, UO Pediatria, Ospedale "Macedonio Melloni", Milano

Isabella Cropanese
UO di Neuropsichiatria dell'Infanzia e dell'Adolescenza, Fondazione IRCCS "Ospedale Maggiore Policlinico, Mangiagalli e Regina Elena", Milano

Barbara Dal Lago
UO di Neuropsichiatria dell'Infanzia e dell'Adolescenza, Fondazione IRCCS "Ospedale Maggiore Policlinico, Mangiagalli e Regina Elena", Milano

Mara De Amici
Dipartimento di Scienze Pediatriche, Università degli Studi e Fondazione IRCCS Policlinico "S. Matteo", Pavia

Simona Donnanno
UOC di Allergologia Pediatrica, Dipartimento di Medicina Pediatrica, Ospedale Pediatrico "Bambino Gesù", Roma

Maya El Hachem
UO di Dermatologia, Ospedale Pediatrico "Bambino Gesù", Roma

Giuseppe Fabrizi
Cattedra di Malattie Cutanee e Veneree, Università degli Studi del Molise-Campobasso

Alessandro Fiocchi
Dipartimento Materno Infantile, UO Pediatria, Ospedale "Macedonio Melloni", Milano

Adina Frasin
Dipartimento di Pediatria, Ospedale "Macedonio Melloni", Milano

Elena Galli
UO di Immuno-Allergologia Pediatrica, Centro Ricerche, Ospedale "S. Pietro-Fatebenefratelli", Roma

Carlo Gelmetti
Istituto di Scienze Dermatologiche, Università
degli Studi di Milano e Fondazione IRCCS
"Ospedale Maggiore Policlinico, Mangiagalli e
Regina Elena", Milano

Daniele Ghiglioni
Dipartimento Materno Infantile, UO Pediatria,
Ospedale "Macedonio Melloni", Milano

Giampiero Girolomoni
UO di Clinica Dermatologica, Ospedale Civile
Maggiore, Azienda Ospedaliera di Verona,
Università di Verona

Paolo Gisondi
UO di Clinica Dermatologica, Ospedale Civile
Maggiore, Azienda Ospedaliera di Verona,
Università di Verona

Alessandro Lambiase
Sezione di Oftalmologia, Università di Roma
Campus BioMedico, Roma

Maddalena Leone
Dipartimento di Scienze Pediatriche, Università
degli Studi e Fondazione IRCCS Policlinico
"S. Matteo", Pavia

Amelia Licari
Dipartimento di Scienze Pediatriche, Università
degli Studi e Fondazione IRCCS Policlinico
"S. Matteo", Pavia

Laura Maffeis
Fondazione IRCCS "Ospedale Maggiore
Policlinico, Mangiagalli e Regina Elena", Milano

Alessia Marseglia
Dipartimento di Scienze Pediatriche, Università
degli Studi e Fondazione IRCCS Policlinico
"S. Matteo", Pavia

Gian Luigi Marseglia
Dipartimento di Scienze Pediatriche, Università
degli Studi e Fondazione IRCCS Policlinico
"S. Matteo", Pavia

Alberto Martelli
Dipartimento di Pediatria, Ospedale "Macedonio
Melloni", Milano

Rossana Mazzoni
UO di Neuropsichiatria dell'Infanzia e
dell'Adolescenza, Fondazione IRCCS "Ospedale
Maggiore Policlinico, Mangiagalli e Regina
Elena", Milano

Giuseppe Monfrecola
Dipartimento di Patologia Sistematica,
Sezione di Dermatologia Clinica, Allergologica e
Venereologica, Università "Federico II", Napoli

Calogero Pagliarello
Associazione Oasi Maria SS-IRCCS per la Ricerca
sul Ritardo Mentale e l'Involuzione Cerebrale,
Troina (Enna)

Mauro Paradisi
VII Divisione, Dermatologia Pediatrica, Istituto
Dermopatico dell'Immacolata, IRCCS, Roma

Desiderio Passali
Dipartimento di Scienze Ortopedico-Riabilitative,
Radiologiche ed Otorinolaringoiatriche,
Università degli Studi, Siena

Annalisa Patrizi
Dipartimento di Medicina, Clinica Specialistica e
Sperimentale, Sezione di Clinica Dermatologica,
Università di Bologna

Lisa Pecorari
Clinica Pediatrica, Università degli Studi, Verona

Carlo Pelfini
Azienda Ospedaliera della Provincia di Pavia

Paolo D. Pigatto
Istituto di Scienze Dermatologiche, Università
degli Studi e Fondazione IRCCS "Ospedale
Maggiore Policlinico, Mangiagalli e Regina
Elena", Milano

Carla Riccardi
UOC di Allergologia Pediatrica, Dipartimento di
Medicina Pediatrica, Ospedale Pediatrico
"Bambino Gesù", Roma

Claudia Rigamonti
UO di Neuropsichiatria dell'Infanzia e
dell'Adolescenza, Fondazione IRCCS "Ospedale
Maggiore Policlinico, Mangiagalli e Regina
Elena", Milano

Lorenzo Salerni
Dipartimento di Scienze Ortopedico-Riabilitative,
Radiologiche e Otorinolaringoiatriche, Università
degli Studi, Siena

Gemma Trimarco
UOC di Allergologia Pediatrica, Dipartimento di
Medicina Pediatrica, Ospedale Pediatrico
"Bambino Gesù", Roma

Alberto Vierucci
Dipartimento di Pediatria, Azienda Ospedaliero-Universitaria "A. Meyer", Università di Firenze

Paola Vizziello
UO di Neuropsichiatria dell'Infanzia e dell'Adolescenza, Fondazione IRCCS "Ospedale Maggiore Policlinico, Mangiagalli e Regina Elena", Milano

Giuseppe Zumiani
UO di Dermatologia, Presidio Ospedaliero "S. Chiara", Trento

Parte I
Atlante fotografico

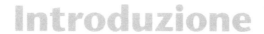

Introduzione

La clinica della dermatite atopica (DA) del lattante o del bambino è, in genere, talmente tipica da essere riconosciuta con facilità dalla maggior parte dei medici, soprattutto dai pediatri. Detto questo, l'inizio della DA è spesso molto subdolo e può assai facilmente confondersi con le varie dermatiti infantili transitorie (o meno). La *vexata quaestio* della "crosta lattea" non si è ancora conclusa! Nei pazienti adolescenti o adulti, dermatiti accidentali (ad es. la dermatite irritativa da contatto) o coincidenti (ad es. la psoriasi) possono sovrapporsi e complicare il quadro clinico in maniera quasi inestricabile. Inoltre, ai non specialisti, non sono familiari alcuni quadri clinici (ad es. segno di Hertoghe, *dirty neck*, ecc.) che pure sono altamente indicativi della diagnosi. Lo scopo di questo atlante è quello di fornire una guida visuale alla DA nel corso del tempo e nei suoi differenti fenotipi.

Dai primi segni osservabili nei primissimi mesi di vita, le foto del primo gruppo illustrano l'evoluzione delle lesioni e della loro topografia. Nei gruppi successivi, l'atlante rappresenta la malattia in varie sedi topograficamente rilevanti, come l'occhio, le mani, o i genitali. Negli ultimi due gruppi, sono illustrate rispettivamente immagini di diagnosi differenziale e delle complicazioni della DA.

Evoluzione cronologica e topografica della dermatite atopica

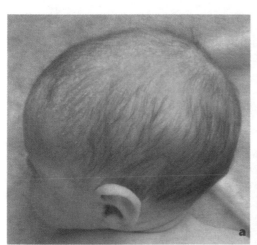

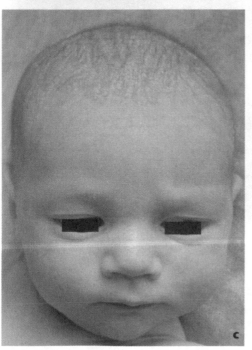

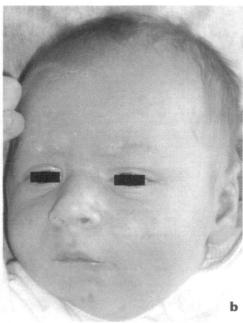

Fig. 1a-c. Nel primo-secondo mese di vita la dermatite atopica può manifestarsi in maniera molto discreta con desquamazione giallastra al capo entrando in diagnosi differenziale con la dermatite seborroica (se esiste). In realtà il bambino non si gratta ma non sappiamo se è per la modestia delle manifestazioni oppure per l'immaturità del sistema nervoso che impedisce il naturale riflesso del grattamento che segue al prurito che magari il bambino invece già avverte. Guardando bene la Fig. c si vede un eritema tenue con un accenno alla papulazione sulle guance con risparmio periorale: siamo quasi certi che questo bimbo avrà presto un quadro più tipico

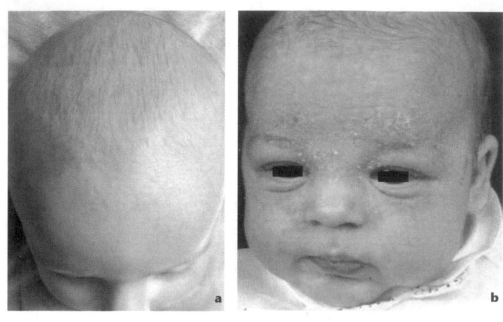

Fig. 2a,b. Altri due casi emblematici: nella Fig a si vedono squamo-croste giallastre al capillizio e null'altro mentre nella Fig. b le lesioni, accompagnate da evidente eritema si estendono ben oltre coinvolgendo gli zigomi (piccola crosta ematica da grattamento) e le regioni orbitarie con notevole accentuazione del solco sottoorbitario

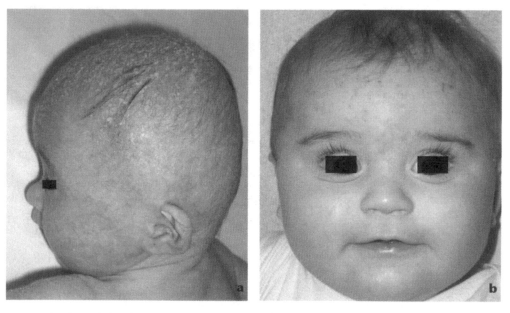

Fig. 3a,b. Questi due lattantini sono molto piccoli, ma in essi è già possibile fare con sicurezza la diagnosi di dermatite atopica. Nella Fig. a l'eritema è intenso e piccole aree erose e sierogementi sono ben visibili in regione pre- e retroauricolare. Nella Fig. b, nonostante le manifestazioni siano più modeste, si vedono distintamente delle lesioni da grattamento alla fronte; vuol dire che il bambino ha prurito e riesce già a grattarsi

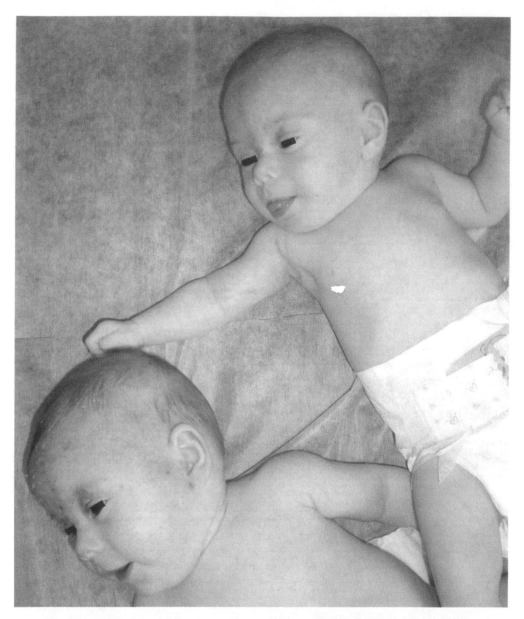

Fig. 4. La dermatite atopica è una malattia con notevole componente genetica. Questi due gemelli ne sono la dimostrazione: già nei primi mesi di vita, dopo una "crosta lattea" neonatale non meglio precisata, presentano entrambi una dermatite eritemato-desquamativa che coinvolge la fronte e le regioni zigomatiche in maniera simmetrica

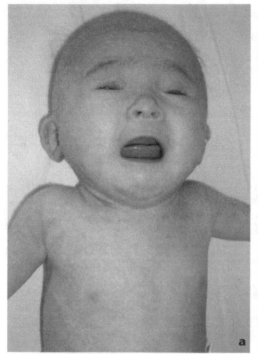

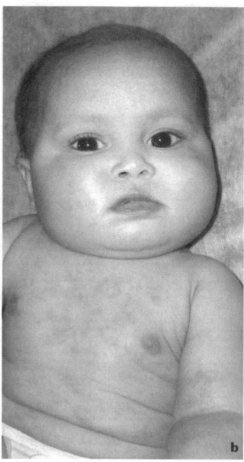

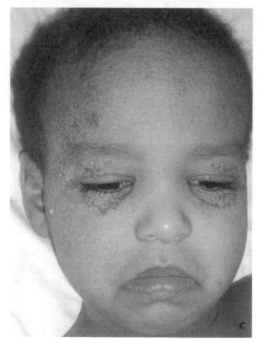

Fig. 5a-c. Non ci sono etnie che sono immuni dall'atopia. Nelle Figg. **a** e **b** due bambini orientali; il primo con una dermatite severa del volto, il secondo con un classico coinvolgimento (precoce) alle pieghe antecubitali. Nella Fig. **c** un bambino africano con un marcato interessamento zigomatico e perioculare

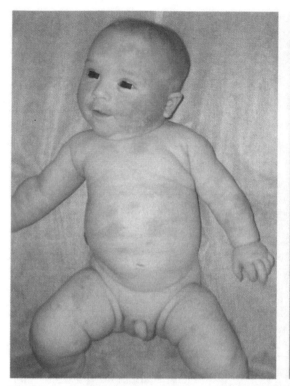 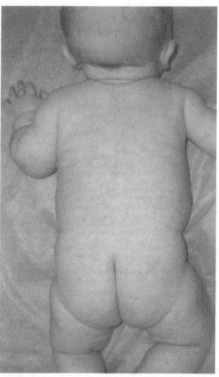

Fig. 6. Un lattante con tipica dermatite atopica in fase florida. Il volto è tutto preso, salvo la regione perinasale; le altre sedi sono meno coinvolte ma solo la regione protetta dal pannolino è praticamente indenne. Le regioni estensorie degli arti, dopo il volto, sono le più colpite mentre le regioni flessorie sono per il momento risparmiate

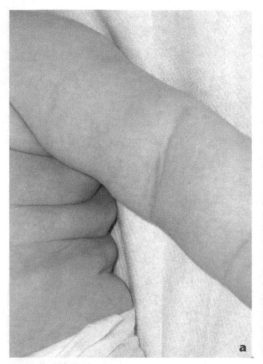
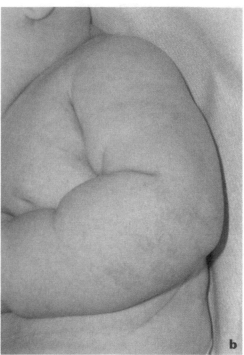
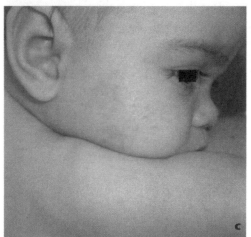

Fig. 7a-c. Come abbiamo già detto, nei piccoli lattanti le regioni estensorie degli arti sono le più colpite mentre le regioni flessorie sono generalmente risparmiate come in questo paziente (**a, b**). Un esame attento dello stesso bambino mette però in evidenza che un tenue eritema con inizio di papulazione (ruvidità al tatto!) è ben presente sulle guance (**c**)

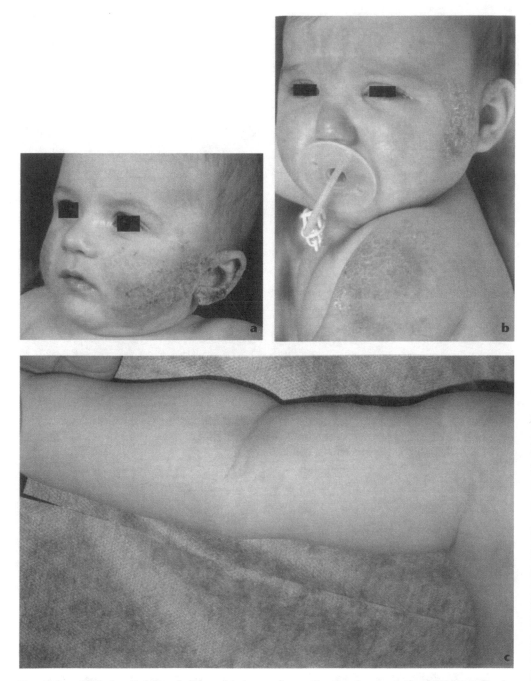

Fig. 8a-c. Altri due tipici casi di bambini con dermatite atopica: le regioni temporali e le guance sono pesantemente coinvolte (**a**, **b**), mentre la regione antecubitale (del primo bambino) è del tutto risparmiata (**c**)

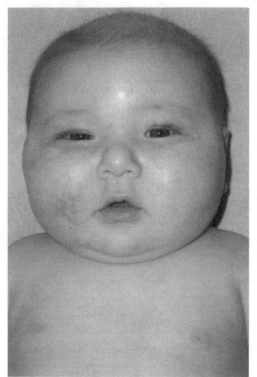 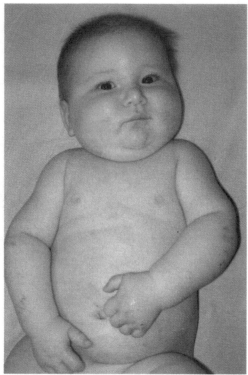

Fig. 9. In questi due pazienti con dermatite atopica, si è probabilmente ecceduto nella terapia cortisonica e ne osserviamo pertanto l'aspetto cushingoide. Gli steroidi per bocca sono, di norma, sconsigliati nel trattamento della dermatite atopica, proprio per evitare, accanto agli altri, anche questo effetto collaterale

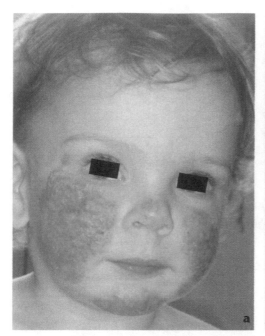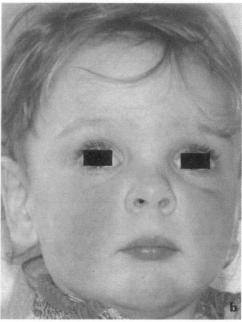

Fig. 10a, b. Queste due foto ben esemplificano la topografia delle regioni colpite da dermatite atopica al volto di un bambino già svezzato. Il risparmio centrofacciale è classico. La dermatite, anche se è così acuta come nella Fig. **a**, migliora in pochi giorni con un trattamento adeguato (**b**)

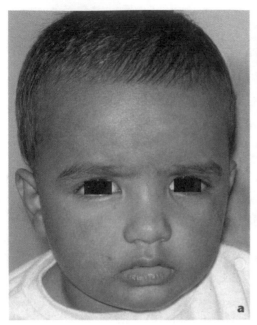

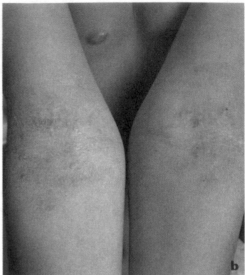

Fig. 11a-c. Nel pazienti con la pelle scura può essere assai difficile percepire l'eritema, che quando è modesto si presenta come una tonalità più grigiastra rispetto al marrone di base; le sedi colpite però sono le stesse e questo facilita molto la diagnosi. Nelle Figg. a e b si vede appena l'eritema mentre nella Fig. c esso si cela con un grigio che deve fare pensare

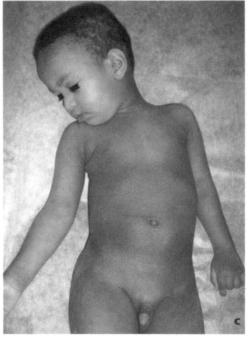

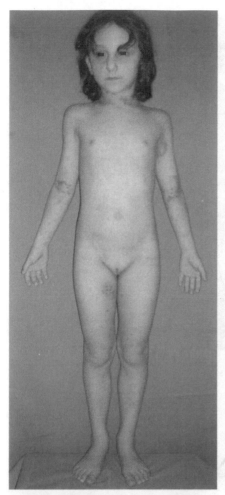
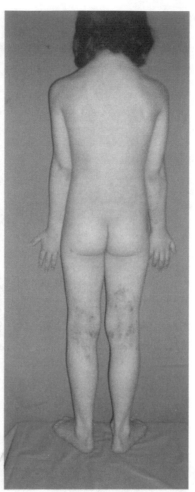

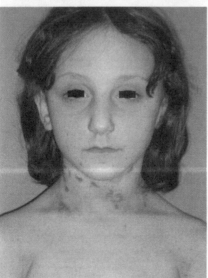

Fig. 12. Questo è il quadro classico, prototipico, di una dermatite atopica di gravità moderata. Il volto e le sedi flessurali sono marcatamente colpite. La secchezza non può essere apprezzata da queste immagini ma clinicamente è facilmente percepibile sia alla vista che al tatto

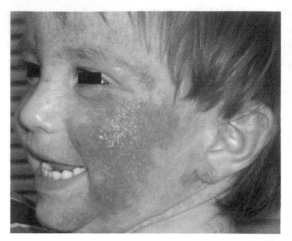

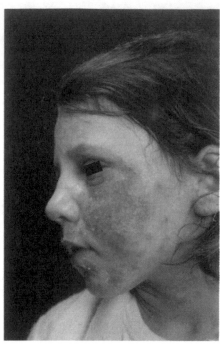

Fig. 13. Due immagini tipiche di una fase acuta, essudante di dermatite atopica. In questa fase il fastidio è intenso e la cute deve essere curata con molta delicatezza perché intollerante a quasi tutto. Impacchi sfiammanti, protezione passiva con garze e cortisonici topici sono le armi per controllare questa fase

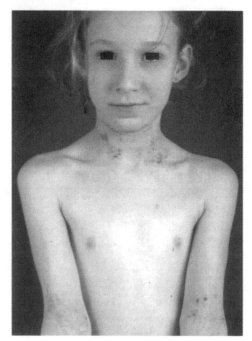

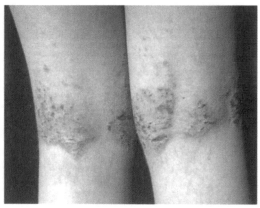

Fig. 14. Questo è un quadro anologo al precedente ma dove le lesioni poplitee sono viste da distanza più ravvicinata. Le lesioni qui appaiono infiltrate e lichenificate (segno di una presenza di lunga durata) ma anche grossolanamente escoriate (segno di un grattamento incontrollato)

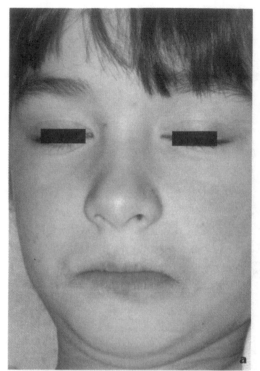

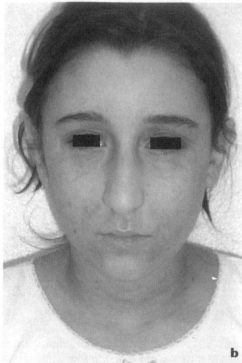

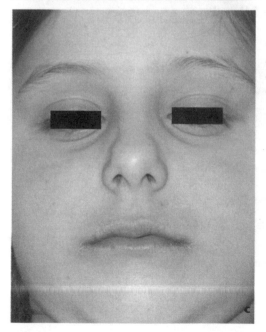

Fig. 15a-c. Nell'adolescente e nell'adulto le lesioni tendono a concentrarsi in sede periorifiziale dando questi tipici aspetti di microfissurazione radiale alle labbra (Fig. **a**) e di accentuazione della solcatura palpebrale (**b, c**)

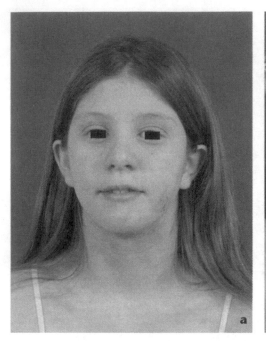 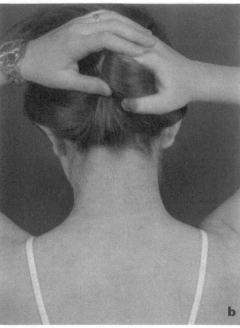

Fig. 16a,b. Questa ragazza presenta, oltre al volto, il classico coinvolgimento del collo che appare eritematoso e opaco (perché finemente desquamante) al dorso in maniera diffusa (**b**) mentre sul davanti è prediletta la regione giugulare (**a**)

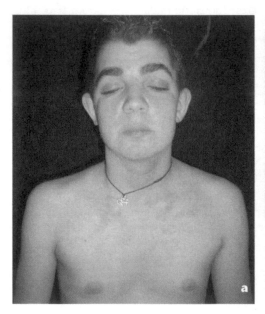 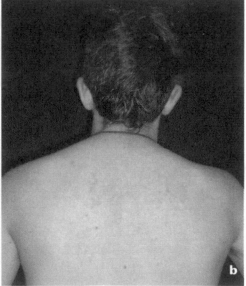

Fig. 17a,b. In questo adolescente la dermatite atopica è ancora attiva e, oltre al coinvolgimento periorifiziale del volto (**a**), sono colpite la regione del décolleté e la regione alta del dorso (*angry back*, letteralmente "schiena arrabbiata", **b**).

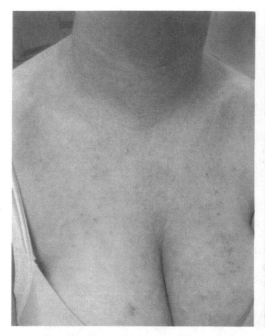
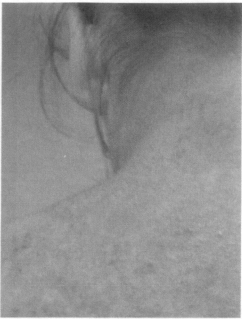

Fig. 18. Negli adulti affetti da dermatite atopica severa, la cute, con la relativa ecce-zione delle zone ben protette dagli indu-menti, appare diffusamente infiltrata, di-scromica e disseminata di piccole aree abra-se dal grattamento

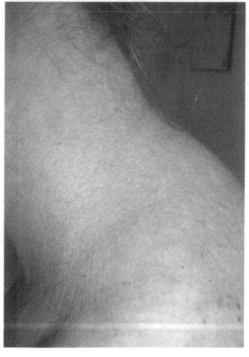

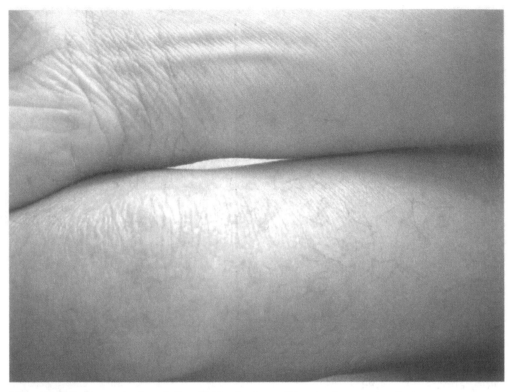

Fig. 19. Questo paziente adulto affetto da dermatite atopica mostra l'estrema secchezza della sua pelle ben visibile sia all'avambraccio che alla gamba

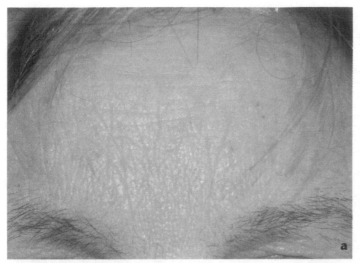

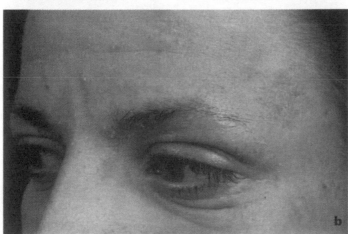

Fig. 20a,b. Due casi di DA nell'adulto. Nella Fig. **a** la pelle della fronte appare modicamente eritematosa, ma con una lichenificazione importante che maschera in parte il rossore sottostante. Nella Fig. **b** l'eritema è misto a desquamazione ed il segno di Dennie-Morgan (accentuazione del solco infra-palpebrale) si associa al segno di Hertoghe (rarefazione laterale delle sopracciglia)

Occhio

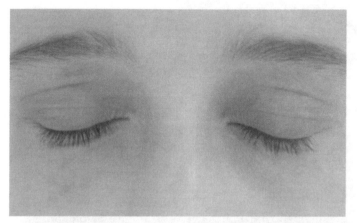

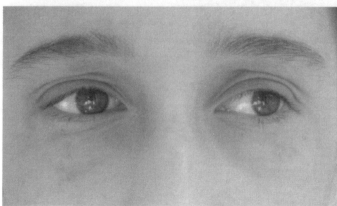

Fig. 1. La cute perioculare è quasi sempre coinvolta, soprattutto se la dermatite non è lieve e se il paziente non è guarito dopo i primi anni di vita. L'obiettività mostra una cute grinzosa, opaca, con variabile grado di eritema e di desquamazione

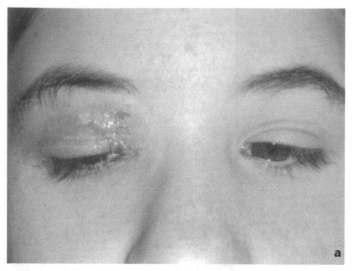

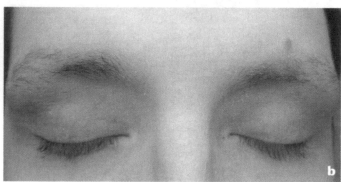

Fig. 2a,b. Il continuo grattarsi delle palpebre per il prurito causato dalla dermatite atopica o dalla congiuntivite allergica può portare a sovrainfezioni (**a**) o a diradamento traumatico degli annessi (**b**). Il diradamento traumatico delle sopracciglia è una banale tricotillomania parzialmente involontaria e, nella dermatite atopica, cosituisce il segno di Hertoghe

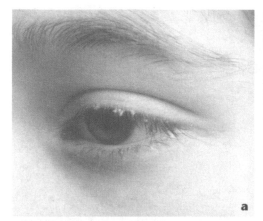

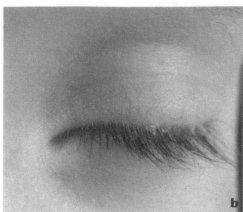

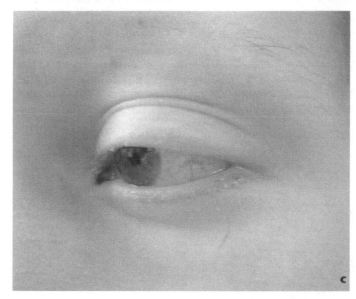

Fig. 3a-c. In questi tre pazienti si vede bene la blefarite atopica (squamo-croste giallastre adese alla base delle ciglia con edema variabile). Nella Fig. c si vedono bene le teleangiectasie della sclera che testimoniano la concomitanza di una congiuntivite

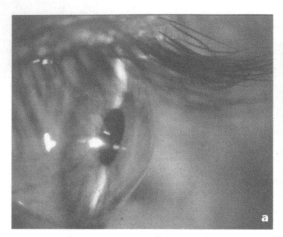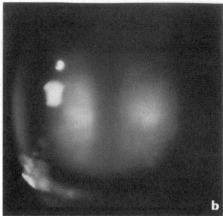

Fig. 4. **a** La forma conica della cornea (cheratocono) dovrebbe essere uno dei segni minori della DA ma questo dato è messo in dubbio dalle indagini più recenti. Infatti questo cheratocono, qui illustrato, non appartiene ad un paziente affetto da DA (per gentile concessione del Prof. Miglior). **b** In questo caso di cataratta atopica, un paziente adulto con DA ancora attiva, la situazione è seria ed il cristalino è diffusamente opacato. In questa situazione sono manifeste difficoltà visive ed il paziente si era spontaneamente recato dallo specialista oculista (per gentile concessione del Prof. Miglior)

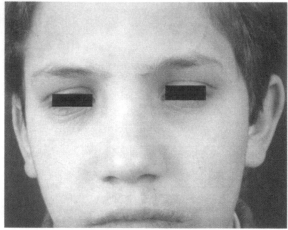

Fig. 5. Le grinze della cute perioculare caratterizzano la *facies* di questo paziente

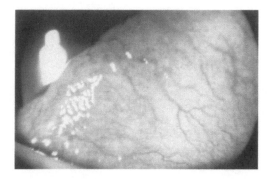

Fig. 6. Una congiuntivite follicolare in un paziente affetto da DA, vista da distanza ravvicinata. La congiuntivite allergica si associa in percentuale rilevante alla DA e può spiegare il sintomo della fotofobia che è abbastanza frequente nei pazienti affetti da DA (per gentile concessione del Prof. Miglior)

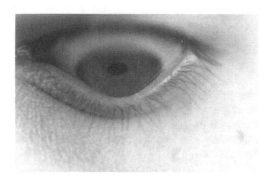

Fig. 7. Presenza di cheratocono in un paziente con dermatite atopica. Si nota la protrusione corneale che si accentua nello sguardo in basso (segno di Munson) (per gentile concessione del Prof. Bonini)

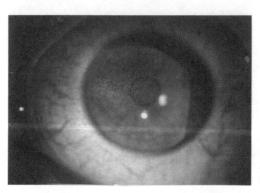

Fig. 8. Cheratite puntata superficiale in paziente con cheratocongiuntivite atopica. La cornea presenta erosioni puntiformi evidenziate con fluoresceina e luce blu cobalto (per gentile concessione del Prof. Bonini)

C. Gelmetti

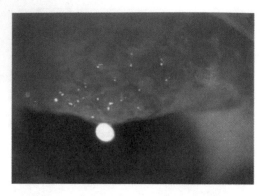

Fig. 9. Papille tarsali con flogosi diffusa e muco sulla congiuntiva tarsale superiore in un paziente con cheratocongiuntivite atopica (per gentile concessione del Prof. Bonini)

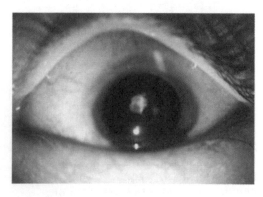

Fig. 10. Opacità lenticolari possono essere presenti in pazienti con cheratocongiuntivite atopica. In questo caso si nota una tipica cataratta polare che determina una lieve riduzione visiva (per gentile concessione del Prof. Bonini)

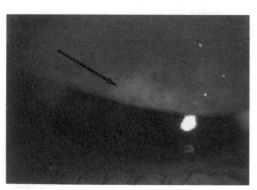

Fig. 11. La fibrosi tarsale è espressione di una flogosi cronica ed è caratterizzata da un aspetto biancastro subepiteliale congiuntivale (per gentile concessione del Prof. Bonini)

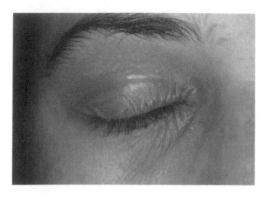

Fig. 12. Macerazione della cute palpebrale in una paziente con cheratocongiuntivite atopica (per gentile concessione del Prof. Bonini)

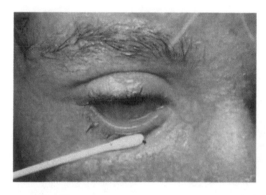

Fig. 13. Cheratocongiuntivite atopica in un soggetto con eczema diffuso al volto. Riprodotto da Sgrulletta R, Iovieno A, Bonini S (2007) Dermatite atopica: patologie oculari. In: Gelmetti C (ed) La scuola dell'atopia. Springer, Milano pp 137-146

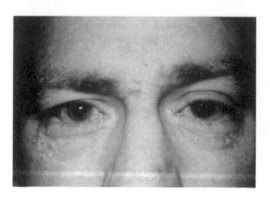

Fig. 14. Blefarite ed eczema palpebrale in un paziente con dermatite atopica (per gentile concessione del Prof. Bonini)

Orecchie

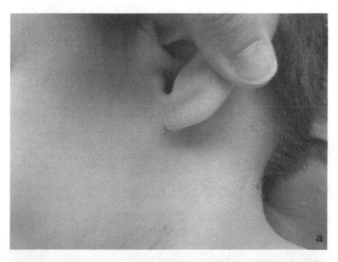

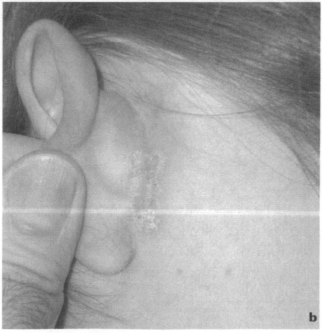

Fig. 1a,b. Il coinvolgimento del solco retroauricolare è molto comune nella dermatite atopica tale da costituire quasi un criterio aggiuntivo, ma in alcuni casi è difficile la diagnosi differenziale con la psoriasi. La Fig. **a** mostra un classico caso di ragadizzazione del solco retro-sottoauricolare in una dermatite atopica (il tipico"tagliettino"). La sede è assai indicativa ed inoltre la cute periferica è chiaramente eritematosa e desquamante. La Fig. **b** invece mostra una psoriasi delle pieghe a localizzazione retroauricolare. Non solo manca la ragade del solco, ma la lesione rispetta le caratteristiche tipiche della psoriasi con un bordo preciso che la separa nettamente dalla cute circostante che è perfetta

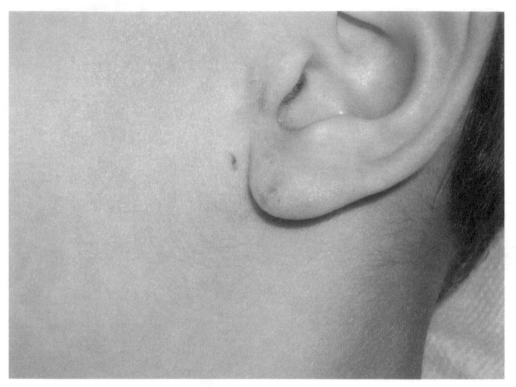

Fig. 2. In questo caso, le lesioni eczematose sono minime ma ben chiare. La piccola cro-sta ematica vicino al solco testimonia già l'esistenza di un grattamento (prurito)

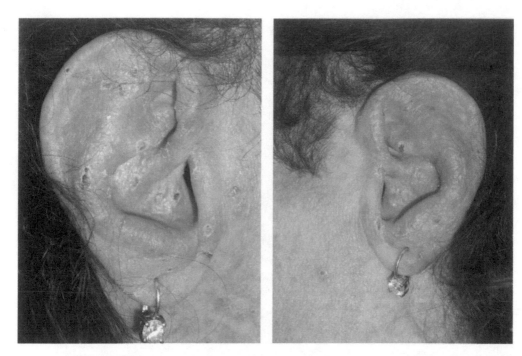

Fig. 3. A differenza del solco retroauricolare, il cui interessamento è comunissimo, il padiglione auriculare è eccezionalmente coinvolto. In alcuni casi però, il continuo grattamento del padiglione porta a questi quadri clamorosi (*cauliflower ear*, orecchio a cavolfiore)

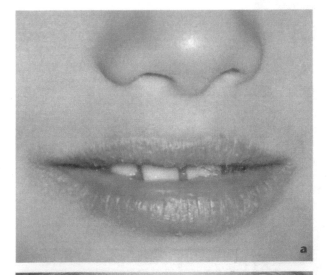

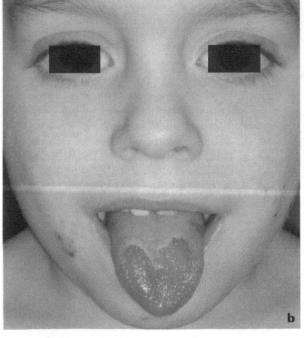

Fig. 1a,b. Mentre la pseudomu-
cosa delle labbra (Fig. **a**) è frequentemente implicata nella dermatite atopica sia per l'ipersensibilità ad alcuni alimenti sia per la lec-
catura cronica, le mucose orali sono colpite in misura minore. La lingua "a carta geografica" (Fig. **b**),
chiamata anche glossite migrante
benigna, non è patognomonica
della dermatite atopica, ma talora,
come in questo caso, è associata

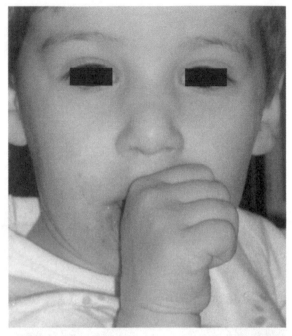

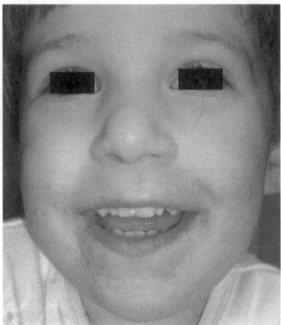

Fig. 2. dermatite periorale da prolungata macerazione da saliva (facilitata dalla suzione del pollice o del succhiotto) si può osservare in qualsiasi bambino, ma è più frequente negli atopici che cercano di compensare con la saliva la sensazione di secchezza che sentono

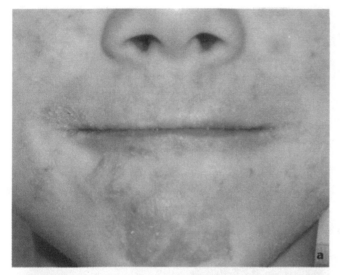

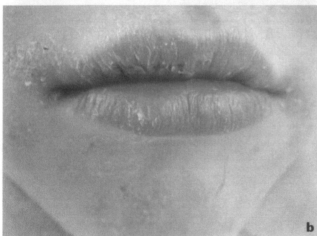

Fig. 3a,b. Anche nei pazienti più grandi che non usano più il succhiotto da anni né succhiano il pollice, la continua umettazione con saliva da parte della lingua porta a questi quadri, dove papule infiammate (a) si alternano a zone desquamanti (b)

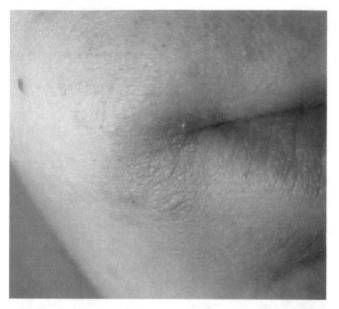

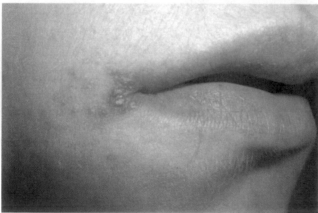

Fig. 4. La cheilite angolare (o boccheruola) è un fenomeno molto frequente negli adolescenti e negli adulti affetti da dermatite atopica. Questa forma va primariamente trattata con paste protettive e non con antibiotici o con antimicotici o antivirali

Collo e tronco

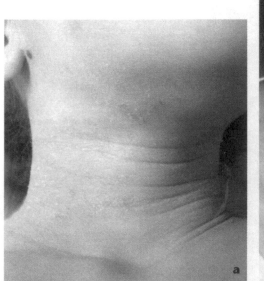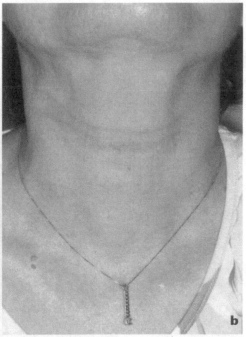

Fig. 1a,b. La parte anteriore del collo in un bambino (**a**) e in un adulto (**b**) con dermatite atopica moderata cronica. La cute è eritematosa, soprattutto alle pieghe, che appaiono marcatamente accentuate. Per il resto la pelle è secca e desquamante

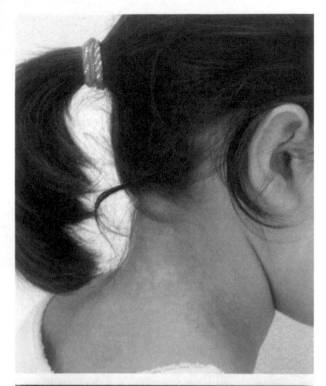

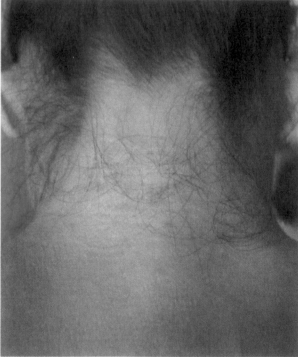

Fig. 2. La parte postero-laterale del collo di un atopico cronico assume un aspetto lichenificato che gli conferisce una tonalità scura da cui la terminologia inglese di *dirty neck* (letteralmente, collo sporco)

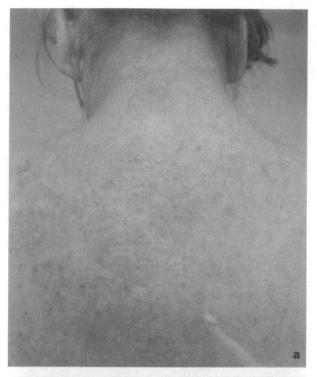

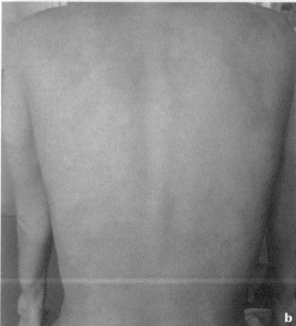

Fig. 3a,b. Il dorso di un atopico cronico assume un aspetto lichenificato più o meno eritematoso ed escoriato da cui la terminologia inglese di *angry back* (letteralmente, schiena arrabbiata). Tale quadro è ben rappresentato dalla Fig **a**. Nella Fig. **b** invece, si vede bene una ipo-pigmentazione post-infiammatoria

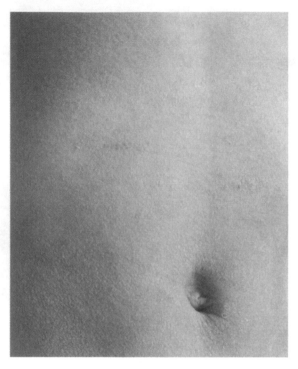

Fig. 4. Il tronco di solito è tra le zone meno colpite. Questo non è il caso di questo paziente nord-africano che presenta eczema diffuso follicolare

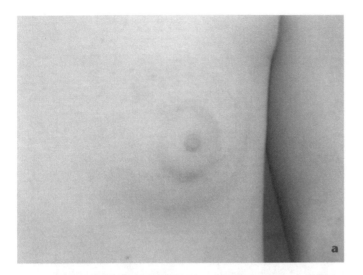

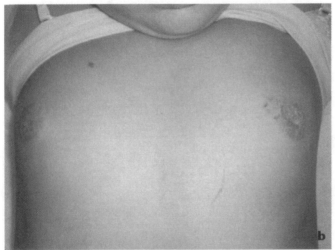

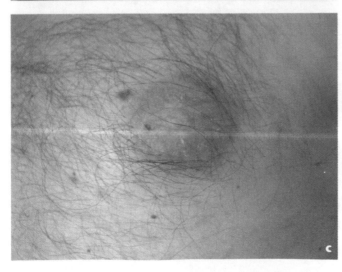

Fig. 5a-c. La regione del capezzolo è talvolta colpita, soprattutto nelle ragazze, in maniera più o meno evidente. Non è però impossibile che altre fasce d'età e che anche il sesso maschile possano essere colpite. Infatti, nella Fig. b l'età della bambina è chiaramente minore rispetto alla Fig. a, mentre nella Fig. c il paziente è evidentemente un maschio

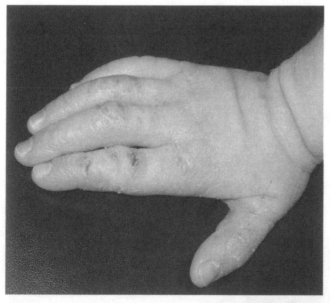

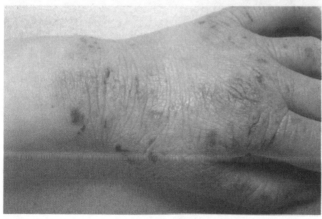

Fig. 1. Le mani sono quasi sempre colpite nella dermatite atopica, soprattutto nelle zone non protette da indumenti e, in particolare, nei pazienti che cominciano ad usare le mani in modo più vario (contatti con coloranti, liquidi, cibi,...)

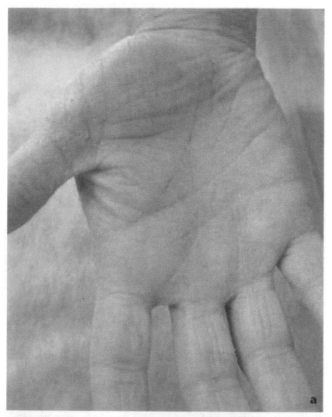

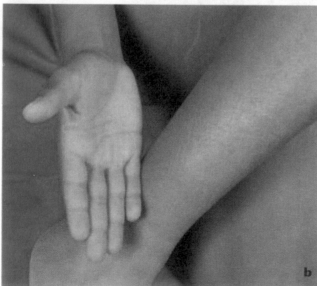

Fig. 2a,b. L'iperlinearità palmare è considerata un segno
minore di dermatite atopica,
ma è abbastanza frequente e
si accompagna spesso con
una costituzione ittiosica ben
dimostrata dalla fine desquamazione (**a**) e dalla quadretta-
tura accentuata della gamba
(**b**)

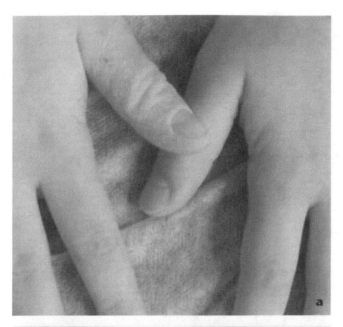

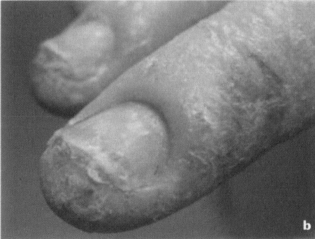

Fig. 3a,b. Alle mani, talora, sono colpite le ultime falangi (nei bambini soprattutto quelle delle dita che il paziente si mette in bocca). Nella Fig. **a** il pollice destro (quello usato a mo' di succhiotto) di un bambino atopico è già ben "cotto". Negli adulti, sono interessate soprattutto quelle che sono più esposte a sostanze ambientali o lavorative. Nella Fig. **b** l'ultima falange presenta, oltre ad un eczema evidente, anche una perionissi

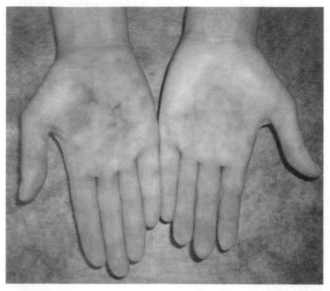

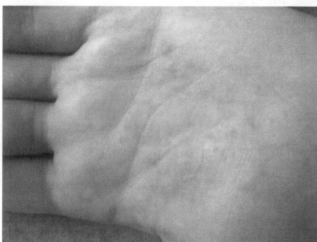

Fig. 4. La disidrosi (o pompholyx) è un quadro un po' misterioso in cui vescicole si presentano ad ondate alle palme (e/o alle piante) oppure sul lato delle dita e sono spesso fastidiosamente pruriginose. Il quadro, di riscontro praticamente solo in età adulta, non è patognomonico di dermatite atopica ma può essere associato

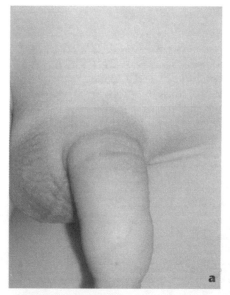

Fig. 1a,b. I genitali sono spesso risparmiati nella dermatite atopica, soprattutto quando l'area è protetta dai pannolini monouso. Dopo, la presenza di una cute costituzionalmente secca e pruriginosa può portare sia a lievi lesioni ragadiformi a livello delle pieghe (**a**) sia a lesioni più importanti causate da un grattamento cronico (**b**)

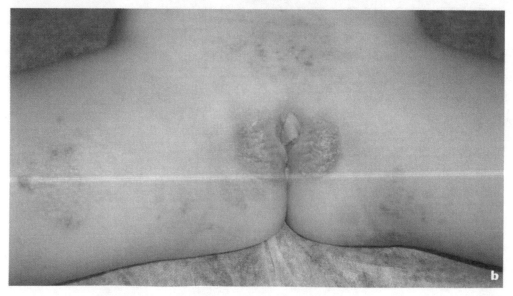

C. Gelmetti

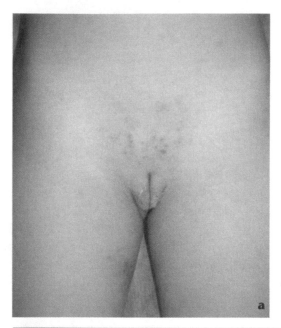

Fig. 2a,b. Mentre i genitali sono quasi sempre risparmiati nella dermatite atopica nel periodo infantile, dopo si possono facilmente notare lesioni infiltrate ed escoriate soprattutto a livello delle regioni pubiche (**a**) e sacro-coccigee (**b**)

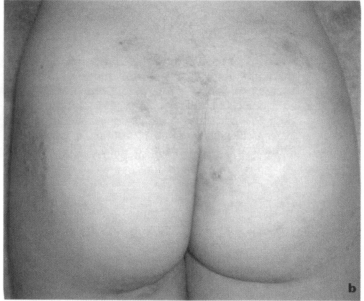

Piede

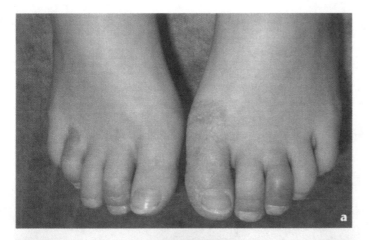

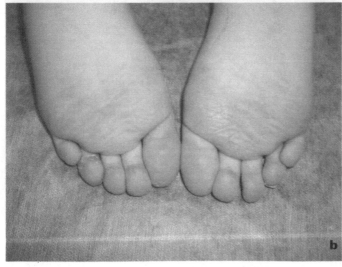

Fig. 1a,b. I piedi, come le mani, possono essere colpiti nella dermatite atopica, ma in genere in misura assai minore, dato che le calzature recano loro una protezione assai efficace. L'obiettività è un poco diversa al dorso e alle piante. Al dorso prevalgono le classiche lesioni eczematose (**a**), mentre alle piante, le dita (soprattutto polpastrelli e metatarsi) possono apparire secche e lucide (**b**)

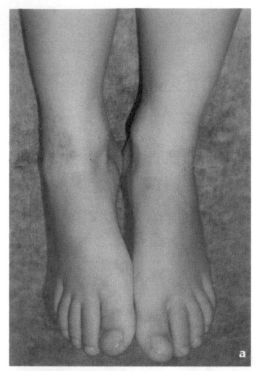

Fig. 2a,b. Le zone di sfregamento tendono sempre ad accentuare quello che sarebbe la lesione primitiva. Questi quadri si vedono più facilmente negli adolescenti. Mentre nella Fig. **a** si vede bene l'eritema, nella Fig. **b** si nota bene una lichenificazione grigiastra

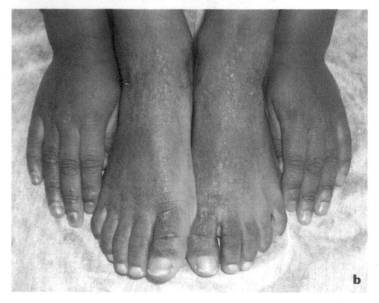

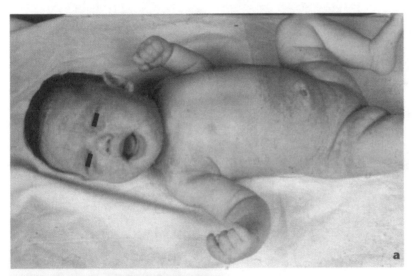

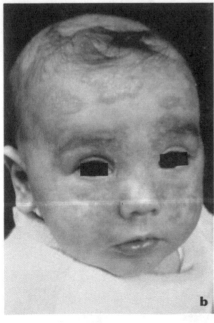

Fig. 1a,b. La dermatite seborroica infantile non si sa bene cosa sia. L'opinione attuale della maggior parte degli esperti è quella per cui essa sia un quadro precoce e transitorio di una patologia cutanea che si definisce ulteriormente in un tempo successivo. Studi hanno dimostrato che spesso essa evolve in una dermatite atopica o in una psoriasi. Nella Fig. **a** si osserva il classico aspetto di "dermatite bipolare" e nella Fig. **b** un quadro del volto

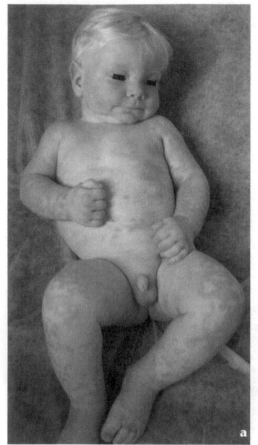 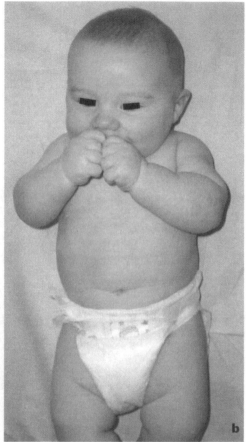

Fig. 2a,b. L'orticaria (**a**) è molto diversa dalla dermatite atopica (**b**). Nella prima i pomfi sono lesioni edematose, rilevate e in continua evoluzione: cambiano rapidamente di dimensioni e soprattutto di sede. Nella seconda le lesioni sono essudanti o squamo-crostose e sono localizzate nelle sedi tipiche per l'età del paziente (in questo caso volto e sedi estensorie)

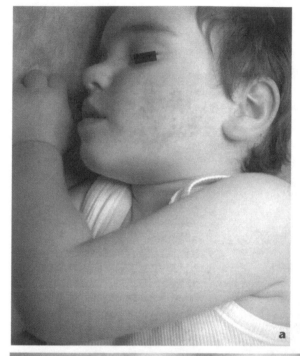

Fig. 3a,b. Una delle condizioni che si può confondere con la localizzazione tipica alle guance della dermatite atopica è la cheratosi pilare (ittiosi follicolare), che è sostanzialmente un'estroflessione cheratosica dei follicoli delle regioni estensorie. Il quadro può essere puro (**a**) o associarsi a dermatite atopica come nella Fig. **b**, in cui si nota una evidente crosta ematica da grattamento in sede preauricolare

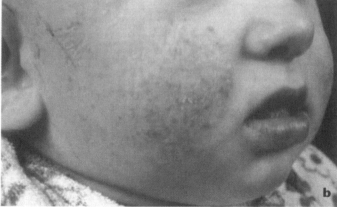

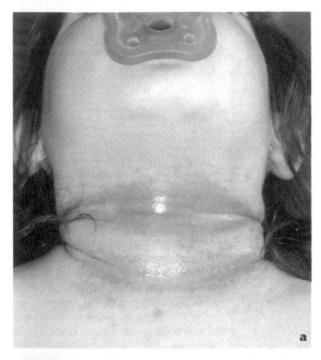

Fig. 4a,b. Le pieghe anteriori del collo sono frequentemente coinvolte nella dermatite atopica. Essudazione abbondante, clima caldo-umido, residui di cibo possono portare ad una sovrainfezione batterica (**a**) o fungina (**b**). In questo secondo caso le micropapule/micropustole che si spargono centrifugamente sono tipiche di una candidosi

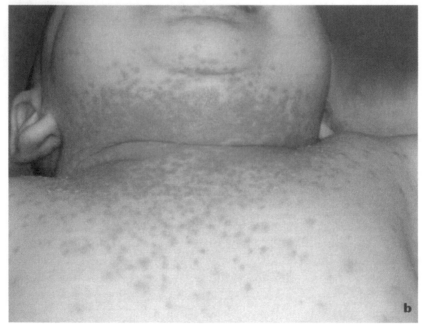

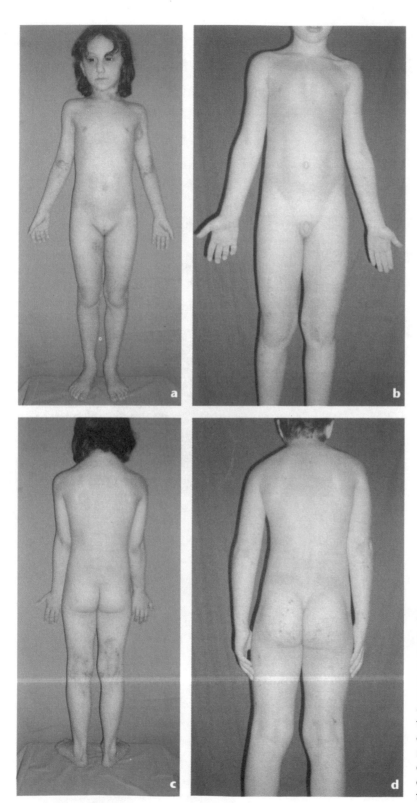

Fig. 5a-d. Il confronto ravvicinato di due soggetti (la femmina con dermatite atopica, Figg. a e c, ed il maschio con dermatite erpetiforme, Figg. b, d) evidenzia immediatamente la differenza clinica delle due malattie

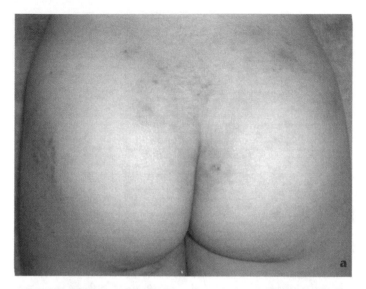

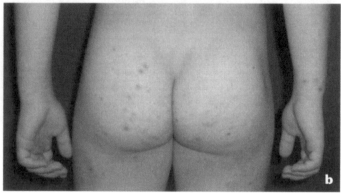

Fig. 6a,b. Il paziente della Fig. **a** ha una dermatite atopica (lesioni sacrococcigee da grattamento) mentre quello della Fig. **b** ha una dermatite erpetiforme (lesioni glutee papulo-pomfoidi)

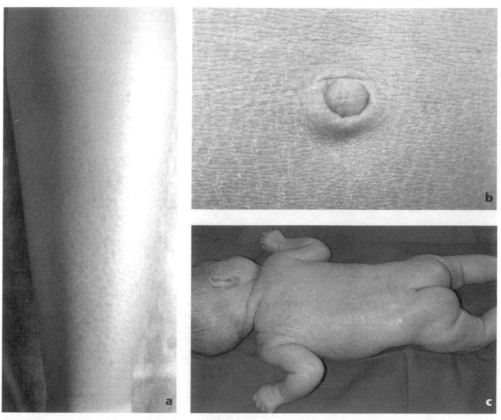

Fig. 7a-c. L'ittiosi che si accompagna alla dermatite atopica è generalmente modesta come quella della Fig. a e del tipo ittiosi volgare. Quadri più severi come quelli della Fig. b e soprattutto della Fig. c sono situazioni più gravi e diverse, generalmente non associate alla dermatite atopica

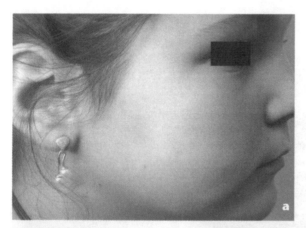

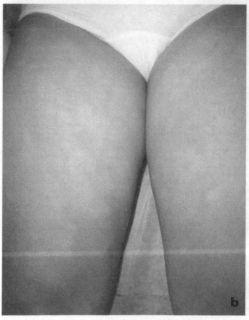

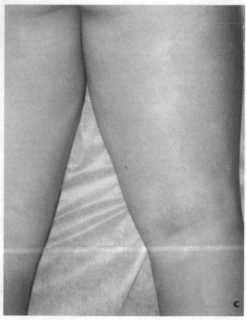

Fig. 1a-c. La pitirasi alba (letteralmente, desquamazione bianca) è un segno associato spesso alla dermatite atopica lieve-moderata. È interpretata come una ipopigmentazione postinfiammatoria e si vede più facilmente al volto (sempre fotoesposto, Fig. a) oppure agli arti (b, c). Nella Fig. c si vede bene che, nel cavo popliteo, al centro della zona chiara, l'eczema sta riattivandosi

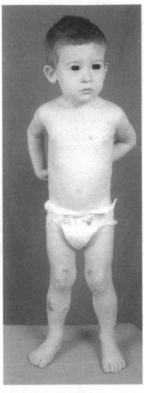
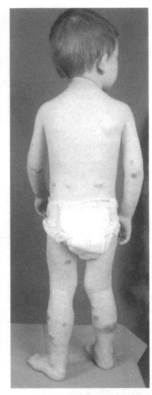

Fig. 2. L'eczema nummulare (*nummus*, moneta) si presenta con lesioni tondeggianti od ovalari intensamente eczematose e intensamente pruriginose. Sebbene sia riconducibile ad una costituzione atopica, nella maggior parte dei casi, esso costituisce una categoria un po' particolare, se non altro per il fatto che le sedi tipiche della dermatite atopica sono quasi sempre risparmiate come nei due casi qui illustrati

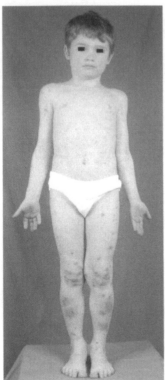
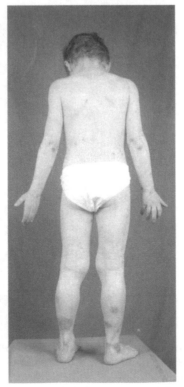

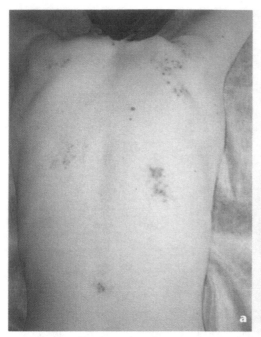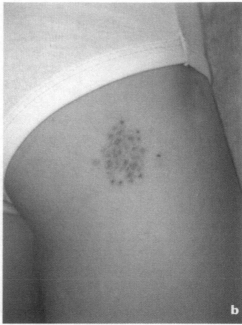

Fig. 3a,b. Talora l'eczema nummulare è pruriginosissimo e si presenta in maniera ancora più inconsueta del solito, come in questo caso dove le lesioni prediligono il tronco (**a**). Una visione più ravvicinata mostra l'aspetto a "rosa di pallini" di queste lesioni energicamente escoriate (**b**)

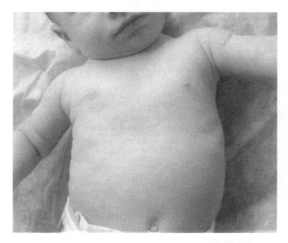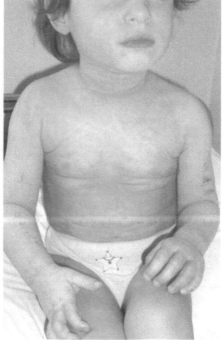

Fig. 4. Per dermografismo bianco si intende una reazione particolare al grattamento che si manifesta con un pomfo lineare porcellanaceo in corrispondenza dello sfregamento della cute. Non è frequente

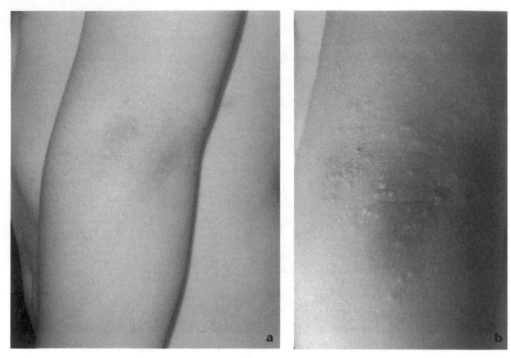

Fig. 5a,b. Queste lesioni papulose e pruriginose che compaiono talvolta nei bambini ai gomiti e alle ginocchia tendono a ripresentarsi nella stagione estiva per qualche anno e vanno sotto il termine di prurigo estivale o prurigo di Sutton (*Sutton's summer prurigo*). Attualmente è interpretata come una variante di una dermatite atopica lieve

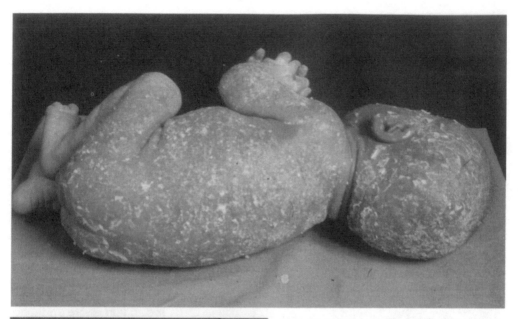

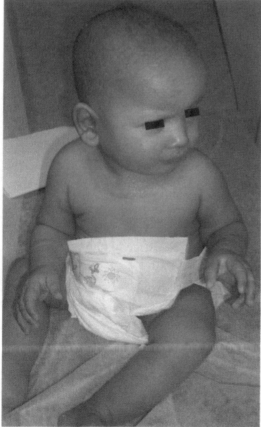

Fig. 6. Quadri pediatrici di eczema eritrodermico devono essere immediatamente inquadrati in ambiente specialistico. In questi due casi, ad esempio, si trattava di una sindrome di Netherton, in cui un eczema grave si accompagnava a distrofia degli annessi e ad altre patologie

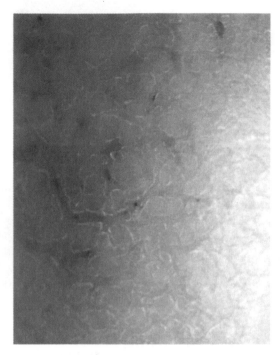

Fig. 7. Questo aspetto si definisce col termine francese di eczema *craquelé* (perché imita la ceramica vecchia, crepata) ma anche di eczema asteatosico. È un quadro che si presenta soprattutto agli arti inferiori degli anziani, nei mesi invernali in clima secco. Può essere un segno di dermatite irritativa ma anche di uno status atopico

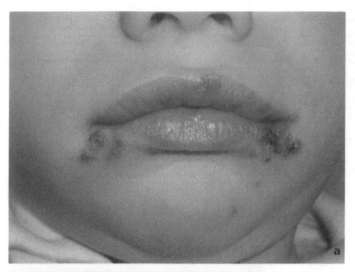

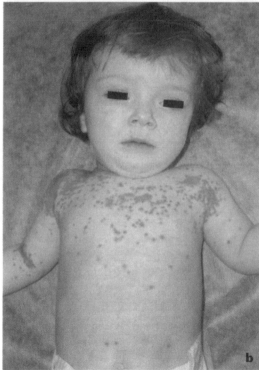

Fig. 8a,b. Il banale *Herpes simplex* può essere grave quando è primario, ma in genere si limita ad essere multifocale (**a**). Nel paziente affetto da dermatitie atopica (**b**), l'herpes primario si generalizza facilmente dando il quadro dell'eczema erpeticatum (eruzione varicelliforme di Kaposi-Juliusberg) che, in epoca pre-acyclovir, poteva anche essere mortale

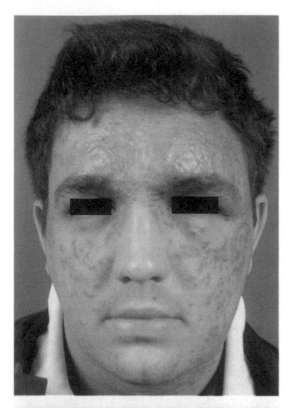

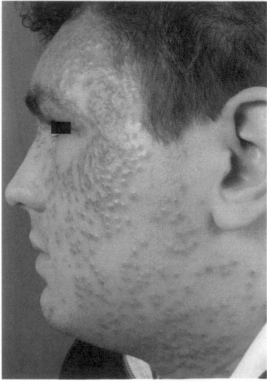

Fig. 9. L'eczema erpeticatum (eruzione varicelliforme di Kaposi-Juliusberg) può sopravvenire a qualsiasi età ed, eccezionalmente, negli atopici può recidivare. La terapia precoce con acyclovir riesce sempre a controllarlo correttamente

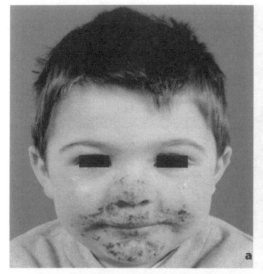

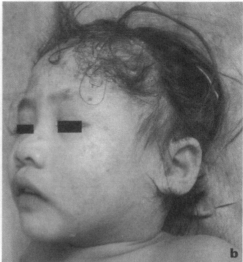

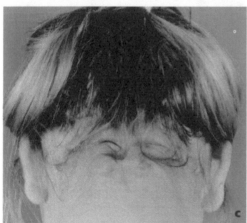

Fig. 10a-c. La dermatite atopica si sovrainfetta facilmente con lo stafilococco aureo. La piodermizzazione vera e propria non va confusa con la colonizzazione (la cute atopica è sempre colonizzata dallo *S. Aureo*) ma va diagnosticata clinicamente quando le croste si fanno più spesse, giallastre e collose (i capelli "impastati" delle Figg. **b** e **c** sono un bell'esempio)

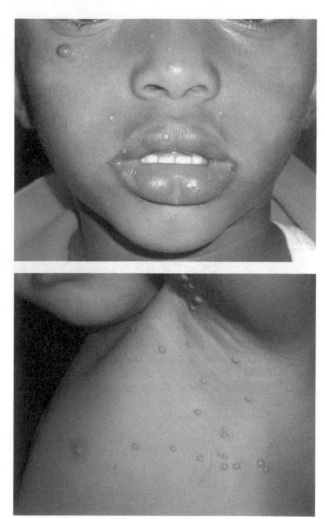

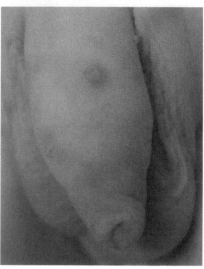

Fig. 11. I molluschi contagiosi sono prolifeazioni di papule che si ombelicano col tempo e che sono causate da un Poxvirus. Molto comuni nei bambini, proliferano facilmente nei primi 6-9 mesi dalla comparsa e poi tendono a guarire dopo 1-2 anni dalla stessa

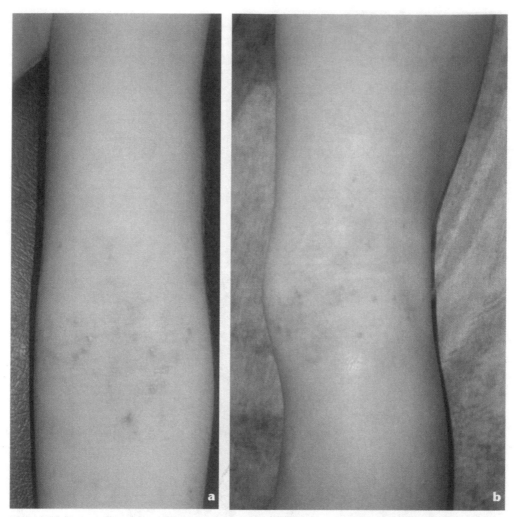

Fig. 12a,b. I molluschi contagiosi sono molto diffusivi, come si può immaginare dal loro nome, ma nei bambini atopici ancora di più. Infatti si ritrovano spesso in gran numero nelle sedi lesionali della dermatite atopica, come alle pieghe antecubitali (**a**) o poplitee (**b**)

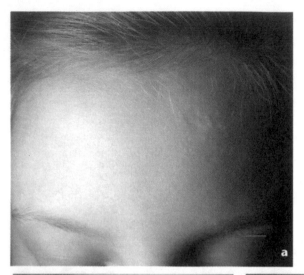

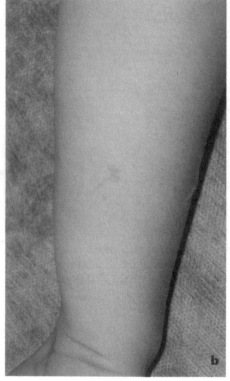

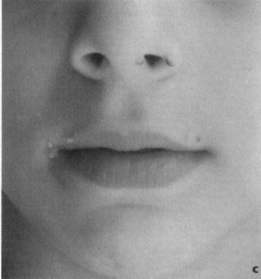

Fig. 13a-c. Anche le verruche (espressione clinica di un'infezione da virus del papilloma umano) sono molto comuni nei bambini, a maggior ragione se atopici. Le verruche piane si vedono facilmente al volto (a) o in sede di grattamento (b). Un altro tipo che si può vedere nei bambini sono quelle filiformi, generalmente in sede periorifiziale (c)

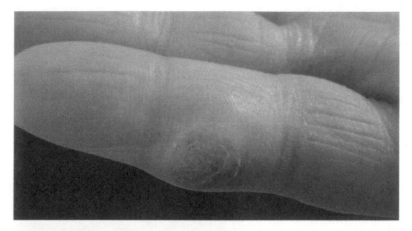

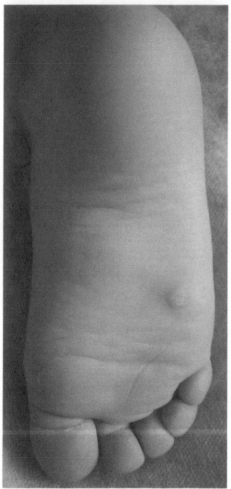

Fig. 14. Le verruche volgari, alle mani ed ai piedi, si vedono più facilmente negli adolescenti o negli adulti e, a differenza delle verruche piane e filiformi che sono asintomatiche, queste sono dolenti se sottoposte a pressione

Parte II
Algoritmi commentati

Algoritmo 1

Storia e nomenclatura della dermatite atopica

C. Colonna, C. Gelmetti

Preistoria Periodo greco-romano	Prurito	Ippocrate, Svetonio
Rinascimento	*Acore*	Mercuriale
XVIII-XIX secolo	*Porrigo larvalis* *Strophulus confertus* *Lichen agrius* *Acore mucoso* *Eczema impetiginosum faciei* *Neurodermatitis*	William e Bateman Alibert Hebra Besnier

XX secolo	
"Atopia" (Coca, Cooke) **1925**	Eczema costituzionale/infantile
Scoperta IgE (Ishizaka, Johansson) **1967**	Dermatite Atopica o Eczema Atopico — Sulzberger, Wise 1933
	DA estrinseca vs DA intrinseca IgE *pos* IgE *neg* — Wuthrich 1978
XXI secolo	AEDS (Atopic Dermatitis Eczema Syndrome) — EAACI* 2001
	Eczema atopico (IgE *pos*) *vs* Eczema non-atopico (IgE *neg*) — WAO** 2004

* European Academy of Allergology and Clinical Immunology
** World Allergy Organisation

Preistoria. Periodo greco-romano

La dermatite atopica (DA), come molte altre malattie, è probabilmente sempre esistita ma la visione ippocratica della medicina, che negava l'autonomia delle malattie cutanee interpretandole come una espulsione di varie patologie internistiche date dal disequilibrio degli "umori", ne ha verosimilmente impedito per secoli un'esatta collocazione nosologica. Nonostante ciò si possono trovare tracce in Ippocrate (V libro delle "Epidemie") ed in Svetonio quando descrive il prurito cronico dell'imperatore Augusto che soffriva, a quanto pare, anche di raffreddore da fieno. Una "marcia allergica" *ante litteram*.

Rinascimento

Durante il Medioevo la tradizione ippocratica continua, anche se il retaggio della cultura classica arriva dai medici arabi come Avicenna, secondo cui (riferito da Mercuriale) la nostra malattia sarebbe più frequente in inverno. Il primo libro di dermatologia della storia, scritto dall'italiano Girolamo Mercuriale, già dal titolo ("De morbis cutaneis et omnibus humani corporis excrementis", Venezia, 1572) fa ben intendere di essere ancora tributario della tradizione classica. Infatti egli dapprima riferisce l'opinione di Marcello, un antico medico gallico, secondo cui i bambini devono espellere dopo la nascita tutte le escrezioni che hanno assorbito durante la vita intrauterina; in seguito egli stesso suggerisce che la causa di questa malattia infantile e pruriginosa (che chiama "acore", parola che significa genericamente lesione essudante del capo) sia il latte della madre, lanciando in pratica il concetto, ancora radicato, di "crosta lattea".

XVIII-XIX secolo

Dopo Turner (1667-1741), che si muove ancora nell'alveo ippocratico (raccomanda infatti di non curare la malattia perché rappresenta un'espulsione degli umori malati, contrastare i quali sarebbe ancor più pericoloso!), comincia a muoversi qualcosa.

Le illustrazioni che cominciano ad apparire alla fine del Settecento ed all'inizio dell'Ottocento, consentono a distanza di capire che i termini, oggi astrusi, di *Porrigo larvalis*, *Strophulus confertus*, *Lichen agrius*, *Acore mucoso*, *Eczema impetiginosum faciei*, *Neurodermatitis* ed altri ancora, sottendono tutti la stessa malattia.

XX secolo

Dalla prima definizione di "atopia", termine introdotto da Coca e Cooke nel 1925 con il significato di "malattia sconosciuta", Sulzberger e Wise nel 1933 suggeriscono di chiamare la nostra malattia col termine moderno di "dermatite atopica". Va ricordato che, in quell'anno, non si conoscevano ancora le immunoglobuline E (IgE).

È solo dopo la scoperta delle IgE avvenuta nel 1967 che Pepys, nel 1975, definisce l'atopia come un'inclinazione costituzionale a produrre anticorpi della classe IgE verso i comuni allergeni presenti nell'ambiente, indipendentemente dal fatto che i pazienti manifestino o meno dei sintomi clinici.

Nel 1978 Wutrich distingue due forme di DA fenotipicamente simili: la prima caratterizzata da alte IgE circolanti (DA estrinseca), la seconda da IgE normali (DA intrinseca).

XXI secolo

Oggi la DA è vista come una sindrome caratterizzata da un'alterata permeabilità e reattività della cute, associata (DA estrinseca) o meno (DA intrinseca) ad una eccessiva produzione di IgE. Quindi, ancora ai giorni nostri, esistono (almeno) due convinzioni differenti: la prima, ed ovviamente la più recente, è la visione immuno-allergica che riconosce nella produzione di IgE specifiche il *primum movens*, mentre la seconda, dermatologica *sensu stricto*, vede la DA soprattutto come una malattia intrinsecamente pruriginosa.

L'Organizzazione Mondiale dell'Allergia (WAO, World Allergy Organisation) ha raccomandato recentemente una nuova nomenclatura che si può prestare a qualche incomprensione (Fig. 1). Attualmente, quindi, il termine classico di DA è quello ancora in auge.

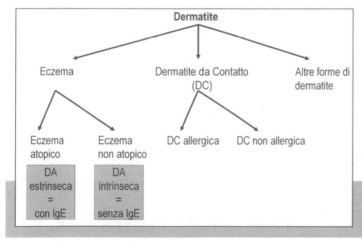

Figura 1.

Classificazione WAO delle dermatiti, 2004 WAO

Letture consigliate

- Pepys J (1975) Atopy. In: Gell PGH, Coombes RRA, Lachmann P (eds) Clinical aspects of immunology. Blackwell Scientific Publication, Oxford, pp 877-902
- Wallach D, Tilles G, Taieb A (2004) Histoire de la dermatite atopique. Masson, Paris
- Weise F, Sulzberger MB (1933) Year book of dermatology and syphilology. Chicago, pp 38-39

Algoritmo 2
Eziopatogenesi della dermatite atopica

G. Girolomoni, P. Gisondi, A. Boner

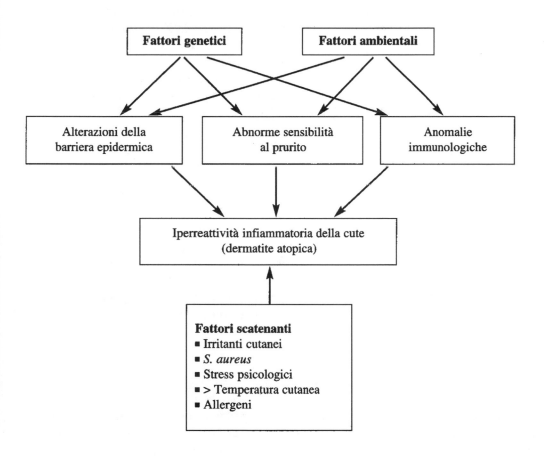

Introduzione

La dermatite atopica (DA) è una malattia infiammatoria cronica che si manifesta con lesioni eczematose al volto, collo, aree peri- e retroauricolari, alle pieghe flessorie degli arti e alle mani. I pazienti presentano pure una marcata secchezza cutanea, che persiste anche nei periodi di remissione infiammatoria. La DA ha un decorso cronico-recidivante con riaccensioni più o meno severe alternate a periodi di remissione di durata variabile [1]. Una parte consistente dei pazienti con DA è affetta pure da asma e/o rino-congiuntivite allergica e presenta i markers biologici dell'atopia, cioè IgE totali e IgE specifiche elevate. Una serie di osservazioni epidemiologiche suggerisce come la sensibilizzazione ad allergeni ambientali rappresenti un fattore causale solo in un parte dei casi [2]. In effetti nel 20-60% dei pazienti con DA non sono dimostrabili IgE specifiche elevate. La presenza o meno di IgE specifiche elevate e del ruolo di fattori allergici nella DA è alla base della distinzione tra DA *estrinseca* ed *intrinseca*, una connotazione importante anche ai fini della gestione del paziente, ma che non è assoluta, nel senso che un paziente può sviluppare nel tempo una sensibilizzazione allergica e trasformarsi da intrinseco ad estrinseco, o viceversa [3].

Altrettanto interessante è l'associazione con le malattie atopiche respiratorie. Nel concetto della cosiddetta *marcia allergica*, la DA rappresenta la prima manifestazione della diatesi atopica, seguita poi dalla comparsa dell'asma bronchiale. E' opinione diffusa, ed esistono anche studi in modelli animali, che la DA preceda e sia fattore di rischio per l'asma, probabilmente in quanto la cute lesa favorisce l'insorgenza di sensibilizzazioni ad allergeni respiratori. Tuttavia studi recenti sembrano contraddire questa ipotesi e suggeriscono, invece, che i veri fattori di rischio per lo sviluppo di asma siano gli stridori respiratori precoci e specifici pattern di sensibilizzazione allergica, e non l'eczema precoce [4]. È sempre più chiaro che la DA è una sindrome che, a fronte di quadri clinici apparentemente simili, può essere sostenuta da meccanismi patogenetici differenti in diversi individui e pure in momenti diversi nello stesso paziente.

Fattori genetici e ambientali

La DA deriva dalla complessa interazione tra fattori ambientali e fattori genetici predisponenti (vedi Algoritmo). Entrambi gli elementi condizionano i tre aspetti fondamentali della malattia: il deficit della barriera epidermica, l'alterata sensibilità pruritogenica ed un'eccessiva risposta immunitaria di tipo 2 (Th$_2$) verso gli allergeni ambientali, da cui deriva un'iperreattività infiammatoria cutanea nei confronti di stimoli diversi. Diversi fattori ambientali possono scatenare la malattia con meccanismi immunologici o non immunologici. Tra i primi sono l'esposizione ad allergeni inalanti (*D. pteronyssinus*) o alimentari (uovo, latte vaccino). Tra i secondi, l'eccesiva colonizzazione della cute da parte dello *S. aureus*, l'inappropriata detersione della cute, l'esposizione ad agenti irritanti, gli eventi di vita stressanti e tutte le situazioni che comportano un aumento della temperatura corporea (sudorazione, attività fisica, permanenza in ambienti umidi).

ALGORITMO 2 • Eziopatogenesi della dermatite atopica

Studi di associazione hanno consentito di individuare diversi loci cromosomici associati alla DA. Inoltre, studi su geni noti hanno permesso di identificare varianti polimorfiche geniche o extrageniche associate alla malattia, che possono essere sostanzialmente distinte in due gruppi: quelle che controllano le risposte immunitarie (sia innate che adattative) e quelle che hanno più direttamente a che fare con la reattività flogistica cutanea e il deficit di barriera [5, 6]. Nel primo gruppo vi sono i geni che codificano per diverse citochine (IL-4, IL-13 e GM-CSF) che regolano le risposte immunitarie, il gene per la subunità β del FcεRI e il gene per il recettore di IL-4. Questi geni sono comuni a tutte le sindromi atopiche. I geni delle risposte immunitarie innate includono quelli per i toll-like receptor (TLR) 2 e 9 e il CD14. Tra i geni che regolano la barriera epidermica e la desquamazione dei corneociti vi sono quello codificante per la filaggrina, una proteina dell'involucro proteico dei corneociti che mostra varianti identiche a quelle dei pazienti affetti da ittiosi volgare, *Spink 5*, che codifica per un inibitore delle proteasi (LEKTI) espresso tipicamente nella cute, e quello codificante per la chimotripsina dello strato corneo, un enzima che idrolizza componenti dei corneodesmosomi, e la cui iperattività può causare alterazioni della barriera.

Le alterazioni della barriera epidermica e l'iperreattività flogistica della cute atopica

La barriera epidermica è localizzata nello strato corneo ed è costituita dai corneociti cementati da strati di lipidi extracellulari. Essa regola le perdite di acqua e la penetrazione di microrganismi e sostanze estranee dall'esterno. La DA colpisce le aree (volto e pieghe) dove la cute e lo strato corneo sono più sottili, e la funzione della barriera epidermica è meno efficace. I pazienti con DA hanno una barriera difettosa e poco efficiente, che determina secchezza cutanea e facilita l'ingresso di sostanze irritanti e potenzialmente allergeniche. La barriera epidermica difettosa determina pure delle risposte omeostatiche epidermiche preflogistiche. Infatti, in presenza di una barriera epidermica impropria, i cheratinociti sono indotti a produrre mediatori (fattori di crescita, citochine e chemochine) che tendono a ripristinare uno strato corneo funzionale, stimolando la proliferazione cellulare e le sintesi lipidiche, ma che allo stesso tempo innescano la flogosi. Inoltre, i cheratinociti dei pazienti affetti da DA sono geneticamente alterati e producono quantità esagerate di citochine pro-infiammatorie (GM-CSF, thymic-stromal lymphopoietin) e di chemochine (RANTES) rispetto ai cheratinociti di soggetti normali, probabilmente per un'alterata attivazione di fattori di trascrizione come *activator protein 1* (AP-1) [7-9]. Non è ancora chiaro quali siano gli eventi precoci attraverso i quali inizia la flogosi nella cute dei pazienti con DA, ma è abbastanza accettato che il rilascio e la produzione di citochine pro-infiammatorie siano dirette conseguenze delle alterazioni della barriera e del grattamento. Su questi meccanismi si innescano poi altri fenomeni che sostengono, amplificano e perpetuano la flogosi.

Il ruolo dello S. aureus

Un aspetto caratteristico della cute dei pazienti con DA è l'abbondante colonizzazione da parte dello *S. aureus*, che può peggiorare la dermatite attraverso vari meccanismi che includono la produzione di proteasi, che alterano la barriera epidermica, e di esotossine (SEB, SEE, TSST-1), che funzionano sia da superantigeni in grado di attivare i linfociti T che da veri e propri allergeni. L'eccessiva colonizzazione cutanea da parte dello *S. aureus* può essere favorita da fattori genetici ma è soprattutto sostenuta dallo specifico stato infiammatorio della cute. In particolare, la presenza di citochine di tipo 2 (IL-4, IL-13 e IL-10) determina, da una parte, il depositarsi di proteine (ad esempio fibronectina) che favoriscono l'adesione batterica e, dall'altra, il blocco della produzione di peptidi antimicrobici da parte dei cheratinociti [10-12]. Recentemente è stato osservato che pure la produzione di IFN-γ, che svolge attività antivirale, è ridotta nei cheratinociti degli atopici [13]. Queste osservazioni rendono ragione dell'efficacia dei trattamenti combinati antinfiammatori/antibiotici nella terapia della DA e della facile predisposizione dei soggetti con DA non trattata alle infezioni virali (*H. simplex* e virus vaccinico).

Le risposte immunitarie mediate da linfociti T e la cronicità della malattia

L'infiltrato infiammatorio della DA è composto prevalentemente di linfociti T CD4$^+$ e di cellule dendritiche. Il numero dei mastociti nella cute è in genere aumentato nelle fasi croniche, mentre in qualche caso è possibile osservare pure degli eosinofili. E' opinione comune che la DA sia la conseguenza di una risposta immunitaria mediata da linfociti T. In realtà non esistono prove convincenti che la DA sia sempre indotta da risposte mediate da linfociti T. Soprattutto nelle forme croniche, l'infiltrato infiammatorio è spesso modesto e localizzato prevalentemente in sede perivascolare. Lo studio delle popolazioni cellulari nella DA spontanea e nelle lesioni indotte da applicazione epicutanea di allergeni (*atopy patch test*) ha consentito di verificare che i linfociti T CD4$^+$ e CD8$^+$ di tipo 2 sono prevalenti nelle fasi iniziali della reazione, mentre nelle fasi successive sono presenti pure linfociti di tipo 1. La cute lesionale ospita linfociti T specifici per allergeni (ad esempio *D. pteronyssinus*), prevalentemente del tipo Th$_2$. Tuttavia, i linfociti di tipo 1 (soprattutto CD8$^+$) sembrano importanti nel causare il danno epidermico, in quanto inducono apoptosi dei cheratinociti [14, 15]. Un aspetto peculiare della DA è l'alto numero di cellule dendritiche, di cui una quota rilevante ha le caratteristiche di quelle derivate dai monociti (cosiddette cellule dendritiche infiammatorie), che esprimono sulla membrana elevati livelli del FcεRI. Nella DA intrinseca (non atopica) si osserva una bassa espressione di questo recettore sulle cellule dendritiche.

La DA è tipicamente una malattia cronica e persistente. Le ragioni di questa cronicità possono essere molteplici e includono:
- un'aumentata sopravvivenza delle cellule infiammatorie;
- una persistente attivazione dei linfociti T patogenici a causa dell'attivazione delle cellule dendritiche e di una carente attività di linfociti T regolatori;
- una incessante produzione di mediatori della flogosi e pruritogenici;
- la comparsa di resistenza ai corticosteroidi endogeni.

Infine ci sono dati a favore dell'ipotesi che nelle fasi croniche della DA possano emergere pure delle risposte autoimmunitarie, sia IgE-mediate dirette contro proteine dei cheratinociti, che T linfocitarie dirette contro enzimi (superossidodismutasi) e cross-reattive nei confronti di analoghi enzimi prodotti da lieviti commensali (*M. sympodialis*).

Il prurito della dermatite atopica

Il prurito è sintomo costante della DA e i pazienti con DA sembrano avere una ridotta soglia pruritogenica nei confronti di vari stimoli. Il prurito ha origini complesse, e il numero di sostanze pruritogeniche possibilmente coinvolte nella stimolazione delle fibre nervose pruritocettive è in costante aumento. Il numero delle fibre nervose che veicolano il prurito è aumentato nella cute atopica. I mediatori implicati nella genesi del prurito in corso di DA includono l'istamina (che agisce stimolando i recettori H1 e H3), citochine proinfiammatorie quali IL-2 e TNF-α, diverse proteasi rilasciate dai cheratinociti, mastociti e cellule infiammatorie, neuropeptidi ed eicosanoidi. In particolare, le triptasi agiscono stimolando il recettore PAR-2 espresso sulle terminazioni nervose sortendo due effetti importanti: l'innesco della sensazione del prurito e il rilascio di neuropeptidi (ad esempio sostanza P) che a loro volta attivano i mastociti e amplificano il prurito. I linfociti T contribuiscono al prurito rilasciando citochine proinfiammatorie. Recentemente, IL-31 si è aggiunta alla lista dei potenziali stimoli pruritogenici. È prodotta tipicamente dai linfociti Th_2, può essere indotta da *S. aureus* ed è presente in maniera abbondante nella cute lesionale della DA. L'espressione transgenica di IL-31 nel topo induce una dermatite estremamente pruriginosa. Infine, il recettore per IL-31 è espresso da vari tipi cellulari, incluse le cellule dei gangli associati alle radici spinali [16].

Conclusioni

Le conoscenze sulle basi patogenetiche della DA sono aumentate enormemente, e la complessità di questa malattia si sta progressivamente dipanando. Tuttavia, la DA è una sindrome con diversità individuali legate alla peculiare influenza di fattori genetici e ambientali interagenti in ciascun paziente. Esistono purtroppo pochi modelli animali della malattia, e la maggior parte di questi è focalizzato a interpretare gli aspetti immunologici IgE-mediati. Appare tuttavia sempre più evidente che la DA è soprattutto una malattia infiammatoria di origine epidermica in cui esiste una ridotta soglia di scatenamento e una tendenza al mantenimento della flogosi cutanea in assenza di veri stimoli immunologici.

Bibliografia

1. Williams HC (2005) Clinical practice. Atopic Dermatitis. N Engl J Med 352(22):2314-2324
2. Flohr C, Johansson SG, Wahlgren CF, Williams H (2004) How atopic is atopic dermatitis? J Allergy Clin Immunol 114(1):150-158
3. Novak N, Bieber T (2003) Allergic and nonallergic forms of atopic diseases. J Allergy Clin Immunol 11(2)2:252-262

4. Illi S, von Mutius E, Lau S et al; Multicenter Allergy Study Group (2004) The natural course of atopic dermatitis from birth to age 7 years and the association with asthma. J Allergy Clin Immunol 113:925-931

5. Cork MJ, Robinson DA, Vasilopoulos Y et al (2006) New persepectives on epidermal barrier dysfunction in atopic dermatitis: gene-environment interactions. J Allergy Clin Immunol 118(1):3-21

6. Morar N, Willis-Owen SAG, Moffatt MF, Cookson WO (2006) The genetics of atopic dermatitis. J Allergy Clin Immunol 118(1):24-34

7. Pastore S, Rogge L, Mariotti F et al (2005) Gene expression profile in keratinocytes from atopic dermatitis patients. G Ital Dermatol Venereol 140(5):475-483

8. Pastore S, Mascia F, Girolomoni G (2006) The contribution of keratinocytes to the pathogenesis of atopic dermatitis. Eur J Dermatol 16(2):125-131

9. Pastore S, Giustizieri ML, Mascia F et al (2000) Dysregulated activation of activator protein 1 in keratinocytes of atopic dermatitis patients with enhanced expression of granulocyte/macrophage-colony stimulating factor. J Invest Dermatol 115(6):1134-1143

10. McGirt LY, Beck LA (2006) Innate immune defects in atopic dermatitis. J Allergy Clin Immunol 118(1):202-208

11. Howell MD, Novak N, Bieber T et al (2005) Interleukin-10 downregulates anti-microbial peptide expression in atopic dermatitis. J Invest Dermatol 125(4):738-745

12. Howell MD, Boguniewicz M, Pastore S et al (2006) Mechanism of HBD-3 deficiency in atopic dermatitis. Clin Immunol 121(3):332-8

13. Scarponi C, Nardelli B, Lafleur DW et al (2006) Analysis of IFN-kappa expression in pathological skin conditions: downregulation in psoriasis and atopic dermatitis. J Interferon Cytokine Res 26:133-140

14. Girolomoni G, Sebastiani S, Albanesi C, Cavani A (2001) T-cell subpopulations in the development of atopic and contact allergy. Curr Opin Immunol 13(6):733-737

15. Vulcano M, Albanesi C, Stoppacciaro A et al (2001) Dendritic cells as a major source of macrophage-derived chemokine/CCL22 in vitro and in vivo. Eur J Immunol 31(3):812-822

16. Homey B, Steinhoff M, Ruzicka T, Leung DY (2006) Cytokines and chemokines orchestrate atopic skin inflammation. J Allergy Clin Immunol 118(1):178-189

Algoritmo 3

Il ruolo delle IgE totali e specifiche per alimenti nella dermatite atopica

A. Vierucci

3a Diagnosi delle allergie alimentari

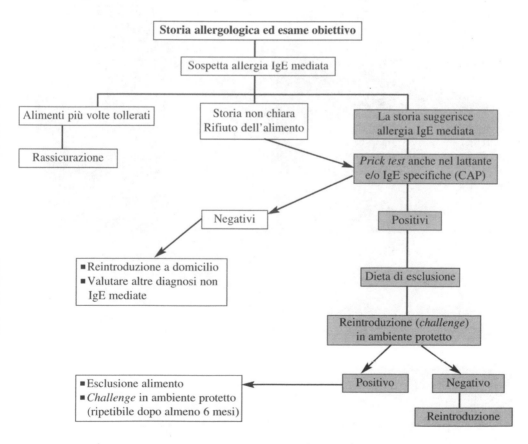

3b Diagnosi dell'allergia alimentare nella dermatite atopica

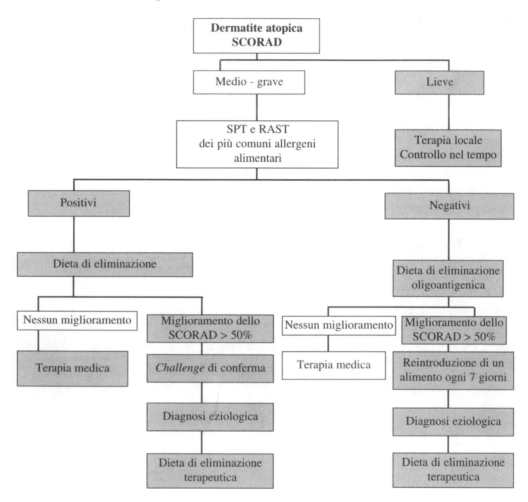

L'elevazione delle IgE totali (> di 150 KU/l) e specifiche è frequente (circa il 60-80% dei casi) in lattanti e bambini affetti da dermatite atopica (DA) estrinseca, mentre nella DA intrinseca l'elevazione è rara o assente nei primi anni di vita.

Molto spesso col passare degli anni la DA estrinseca si associa, nel bambino, ad asma e rino-congiuntivite e sensibilizzazione ad allergeni inalanti (acari, derivati epidermici del gatto, pollini e muffe).

Già nel primo anno di vita si può osservare una sensibilizzazione soprattutto ad alimenti come latte ed uovo e, successivamente, ad altri allergeni alimentari maggiori come pesce, grano, soia, arachidi, sedano e frutta. Molte di queste sensibilizzazioni possono avvenire attraverso il latte materno che spesso contiene piccole quantità di alimenti ingeriti dalla madre. Un passaggio madre-figlio di alimenti può avvenire anche per via placentare.

Per quanto sensibilizzazioni ad allergeni siano presenti in quantità molto elevata in bambini con DA, tuttavia esistono opinioni contrastanti riguardanti il loro ruolo nella patogenesi e nel decorso della malattia; pertanto, in presenza di un'allergia alimentare, risulta importante stabilire con un test di esclusione dell'alimento incriminato se il bambino ne tragga vantaggi clinicamente valutabili, ed eventualmente con un test di provocazione.

Sospettando un'allergia alimentare (Fig. 1) è sempre importante, oltre all'anamnesi personale e familiare, anche il ricorso a test in vivo ed in vitro secondo lo schema riportato negli Algoritmi 3a-3b.

È stato osservato, in bambini affetti da DA e seguiti per 10 anni, che un test cutaneo per allergeni inizialmente negativo può positivizzarsi con il passare degli anni, suggerendo la necessità di ripetere i test diagnostici periodicamente.

La presenza di un'allergia alimentare nei primi anni di vita può predire la successiva comparsa di un'allergia ad inalanti, spesso associata ad episodi asmatici o di rino-congiuntivite.

Figura 1.

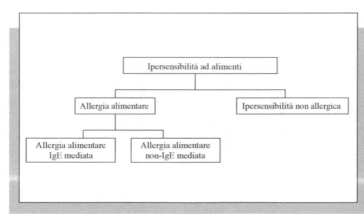

Classificazione della ipersensibilità agli alimenti. Riprodotto da Johansson SGO, Hourihane JOB, Bousquet J et al (2001) A revised nomenclature for allergy: An EAACI position statement from the EAACI nomenclature task force. Allergy 56:813-824

Letture consigliate

• Novembre E, Cianferoni A, Lombardi E et al (2001) Natural history of intrinsic atopic dermatitis. Allergy 56(5): 452-453

Vierucci A, Cianferoni A, Massai C et al (2004) Manifestazioni cutanee di allergia alimentare. In: Vierucci A, Massari C, Pucci N (eds) Le allergie alimentari del bambino. Ed. Editeam, Cento (FE) pp 21-29

Vierucci A, Pucci N, Monte MT (2003) L'allergia alimentare. In: Vierucci A (ed) Allergologia pediatrica. Ed. Selecta Medica, Pavia, pp 163-178

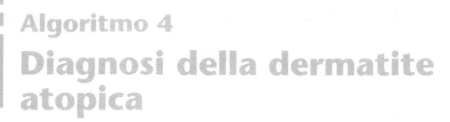

Algoritmo 4
Diagnosi della dermatite atopica

G. Fabrizi, C. Pagliarello

4a Diagnosi della dermatite atopica in pazienti < 2 anni

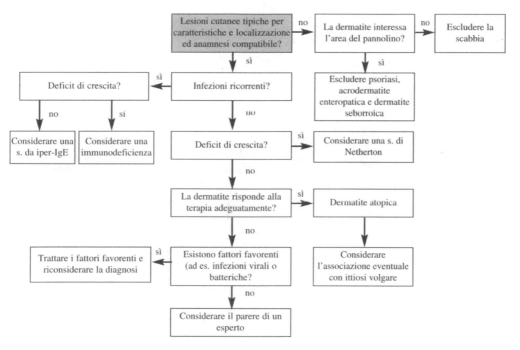

4b Diagnosi della dermatite atopica in pazienti > 2 anni

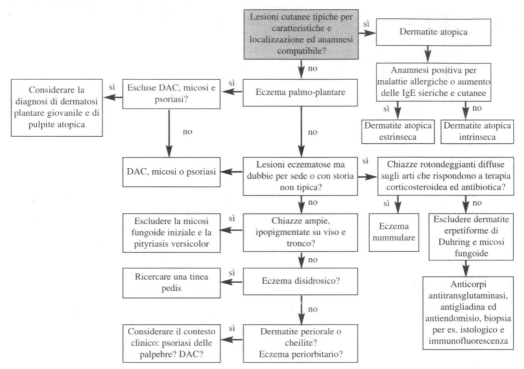

Introduzione

La dermatite atopica (DA) è una malattia difficile da definire: infatti essa si può presentare in molte forme, la diagnosi è eminentemente clinica e non si basa su test diagnostici. Allo scopo di rendere possibili i confronti fra casistiche di differenti studi sono stati formulati dei criteri diagnostici [1-5], sebbene molti esperti considerino l'adozione di questi come una imposizione intrusiva. Occorre però ricordare che questi criteri hanno necessariamente dei limiti nella loro applicazione, e, mentre sono adeguati per classificare gruppi di pazienti, non sono talora utili nel singolo caso, dal momento che la loro sensibilità e specificità non è del 100%.

Questo testo si propone di formalizzare il ragionamento che il clinico affronta quando deve diagnosticare la dermatite atopica, piuttosto che elencare semplicemente dei criteri diagnostici.

Finché non si conoscerà l'eziopatogenesi della malattia non sarà possibile una diagnosi basata su un dato biologico e pertanto continueranno le dispute sulle caratteristiche indispensabili per la diagnosi [6]. Detto ciò, i criteri ci sono d'aiuto nell'individuare alcune caratteristiche tipiche della DA e pertanto verranno citati i criteri stabiliti dall'UK Working Party (Tabella 1), quelli di Bonifazi (Tabella 2) e quelli suggeriti dall'American Academy of Dermatology Consensus Conference sulla DA in età pediatrica (Tabella 3) (International Symposium on Atopic Dermatitis, Oregon, US, september 2001) per quanto riguarda le lesioni nei pazienti di età inferiore ai 2 anni, in quanto in almeno uno studio [7] si contestava la validità dei criteri di Hanifin e Rajka in questa fascia d'età. Nei bambini di età superiore a 2 anni sono elencati i criteri di Hanifin e Rajka (Tabella 4) e quelli modificati da uno degli autori (Fabrizi) (Tabella 5) per aderire meglio alla realtà della malattia, dal momento che escludono alcuni sintomi davvero rari (ad esempio il cheratocono), mentre considerano imprescindibili la presenza di xerosi e iperattività cutanea.

L'algoritmo diagnostico nei pazienti di età inferiore a 2 anni

Nei pazienti di età inferiore a 2 anni numerose malattie si manifestano con la comparsa di una dermatite eczematosa. Il compito del medico è di riconoscere le condizioni potenzialmente trattabili e che, seppure rare, metterebbero a repentaglio la vita del piccolo paziente se non diagnosticate (ad esempio, l'acrodermatite enteropatica o la sindrome di Wiskott-Aldrich). Inoltre, stabilire una corretta diagnosi a questa età, ha un ovvio significato prognostico: infatti la diagnosi di DA implica la possibilità di sviluppare in seguito l'asma bronchiale e, pertanto, sarebbe auspicabile che il medico non esperto ricerchi l'assistenza dello specialista nei casi dubbi. Accade infatti di osservare restrizioni dietetiche inappropriate imposte a bambini affetti da psoriasi erroneamente scambiata per DA resistente al trattamento.

Caratteristiche cliniche

La diagnosi viene sospettata di fronte alle presenza di lesioni eczematose essudative, raggruppate in chiazze più o meno estese, costituite oltre che da eritema, da edema con intensa vescicolazione ed essudazione. Le manifestazioni cutanee predilignono il viso, con localizzazione alle guance, fronte, mento e con risparmio caratteristico della zona centro-facciale. Inoltre, esse si localizzano alle superfici estensorie degli arti superiori ed inferiori, ma naturalmente nelle forme gravi tutto il tegumento cutaneo può essere interessato dal processo infiammatorio. Le lesioni caratteristiche della DA sono quelle dell'eczema, ovvero lesioni papulovescicolose estremamente pruriginose con essudato o croste. Le lesioni croniche, più rare in questa fascia di età, mostrano lichenificazione, papule ed escoriazioni; è sempre possibile evidenziare la xerosi cutanea.

Durante l'anamnesi occorre verificare che la condizione sia cronico-recidivante, e non transitoria e fugace; inoltre occorre domandare ai genitori se vi siano nel gentilizio altri soggetti colpiti da manifestazioni atopiche (rinocongiuntivite o asma bronchiale). Occorre inoltre verificare la presenza di una caratteristica fondamentale per la diagnosi: il prurito, considerando però che nei bambini più piccoli esso è sostituito dall'irrequietezza ed irritabilità.

Come già detto non vi è alcun esame di laboratorio "obbligatorio", neppure il dosaggio delle immunoglobuline E, se non allo scopo di escludere una sindrome da iper IgE. Nei casi di DA severa può essere previsto uno screening allergologico già nei primi mesi di vita, anche se, per praticità, è in genere opportuno rimandarlo dopo il primo anno d'età.

Diagnosi differenziale

La diagnosi certa di DA dipende anche dall'esclusione di altre malattie simili o dalla mancata risposta al trattamento e pertanto il medico dovrà tenere in considerazione la dermatite seborroica, la scabbia, la psoriasi, le immunodeficienze (ad esempio la sindrome di Wiskott-Aldrich e la sindrome di Job) e le malattie metaboliche (acrodermatite enteropatica).

Le malattie più severe da differenziare dalla DA si manifestano invariabilmente con deficit di crescita, infezioni ricorrenti e adeno-splenomegalia. Esse sono: la sindrome di Omen, la sindrome di Wiskott-Aldrich, le immunodeficienze, la sindrome di Job. In tali condizioni, sebbene si verifichino lesioni eczematose, queste mancano della caratteristica distribuzione della DA.

La *sindrome di Omen* (reticoloendoteliosi con eosinofilia) è caratterizzata da un'eruzione cutanea eczematosa pruriginosa e diffusa, febbre, eosinofilia e diarrea cronica; si riscontrano inoltre alopecia ed epatosplenomegalia.

La *sindrome di Wiskott-Aldrich* colpisce i maschi ed è caratterizzata da eczema associato a piastrinopenia ed infezioni ricorrenti. L'eczema della sindrome di Wiskott-Aldrich tende a confondersi con la porpora in quanto le lesioni da grattamento, a causa della piastrinopenia, favoriscono lo sviluppo di petecchie ed ecchimosi e le croste sono emorragiche; la diarrea precede l'eczema ed è anch'essa emorragica; le infezioni ricorrenti, spesso complicate con ascessi, sono causate dall'*haemophilus influenzae* e dallo pneumococco.

Le *immunodeficienze* (sindrome di Bruton, sindrome di DiGeorge e ipogammaglobulinemia comune variabile) possono presentare una eruzione cutanea eczematosa o eritrodermica, ma i bambini presentano anche febbre, diarrea, infezioni e deficit di crescita (e, nel caso della sindrome di DiGeorge, anche ipoparatiroidismo e candidosi mucocutanea cronica).

La *sindrome da iper IgE* è caratterizzata da candidosi mucocutanea cronica, infezioni ricorrenti, elevatissimi valori di IgE ed eczema. La *sindrome di Job* è una variante, caratterizzata da eosinofilia marcata, che si presenta più frequentemente nel sesso femminile e nei rutili. Un segno precoce di queste malattie può essere considerata l'eruzione di lesioni infiammatorie simili alla pustolosi cefalica neonatale. Le differenze tra queste sindromi e la DA sono: l'esordio precoce (dalla prima all'ottava settimana di vita; la DA difficilmente esordisce prima dei due mesi); le infezioni causate dagli stafilococchi non aurei (sono rare nella DA e colpiscono solamente la cute, mentre nella sindrome da iper IgE danno luogo ad ascessi freddi); infine in queste sindromi vi è una *facies* caratteristica (asimmetria del viso, fronte sporgente, occhi infossati, punta nasale carnosa e larga, prognatismo lieve).

Un'altra importante malattia, la *sindrome di Netherton*, caratterizzata da DA, eritrodermia ittiosiforme non bollosa e tricoressi invaginata, va identificata per evitare incongrue somministrazioni di steroidi [8]. Occorre sottolineare che questa condizione è caratterizzata, in alcuni casi, anche da deficit di crescita.

Nel caso di *difetti metabolici*, spesso la cute presenta caratteristiche eczematose. Occorre pertanto distinguere i pazienti affetti da acrodermatite enteropatica (deficit di assorbimento di zinco) dalla DA. Tipicamente la prima esordisce con una dermatite erosiva periorifiziale e distrofia degli annessi in un prematuro al terzo mese di allattamento spesso complicata da diarrea; tuttavia la DA risparmia la regione del pannolino ed inoltre la xerosi non è una caratteristica della dermatite enteropatica.

Le malattie elencate finora sono rare; più frequentemente le condizioni da differenziare dalla DA sono più banali ma, non per questo, tale distinzione è più semplice.

La *dermatite seborroica* si localizza al cuoio capelluto, al viso e alle pieghe (soprattutto quella ascellare), l'esordio è più precoce rispetto alla DA (entro le 8 settimane di vita); spesso il vertice è colpito con un accumulo asintomatico di squamocroste grasse (a differenza di quanto avviene nella DA). Le lesioni del viso si localizzano in corrispondenza delle sopracciglia e dei solchi nasogenieni, mentre nella DA sono interessate soprattutto le guance ed il mento con caratteristico risparmio centrofacciale. Infine la DA risparmia caratteristicamente la regione del pannolino, mentre la dermatite seborroica interessa spesso questa regione. Un'altra differenza, tuttavia risibile secondo alcuni autori, sarebbe che i bambini affetti da dermatite seborroica sono sereni e tranquilli, mentre quelli con DA sarebbero irritabili ed irrequieti.

Un'altra condizione cutanea che frequentemente viene scambiata per DA è la *psoriasi*. Come ulteriore complicazione occorre ribadire che, a questa età, è possibile osservare anche l'associazione di queste due condizioni ed il clinico non deve considerarle due malattie mutuamente esclusive; tuttavia, le lesioni della psoriasi isolata (cioè non associata a DA) hanno i limiti netti, l'aspetto verniciato e colpiscono le pieghe flessorie e la regione del pannolino; in anamnesi, inoltre, si riscontra una familiarità per psoriasi e le squame sormontano l'eritema fino al suo limite.

L'ultima malattia da distinguere dalla DA è la *scabbia*, anche perché una diagnosi errata di DA condurrà all'uso di corticosteroidi con conseguente aggravamento delle lesioni scabbiose (scabbia norvegese). Pertanto giova ricordare che nella scabbia di solito il viso è risparmiato, mentre nella DA è spesso colpito; nella scabbia è possibile rinvenire noduli alle pieghe, ed inoltre si evidenziano vescicole e pustole palmoplantari; infine nella scabbia può mancare la xerosi.

L'algoritmo diagnostico nei pazienti di età superiore a 2 anni

Nel bambino più grande, la DA si concentra nelle regioni flessorie degli arti, divenendo meno grave col progredire dell'età. In questa fascia d'età la malattia può assumere forme sfumate e la diagnosi diventa possibile solamente grazie alla raffinatezza diagnostica del clinico.

Indubbiamente rimangono fondamentali il riscontro anamnestico ed il contesto clinico; la situazione più semplice, e tuttavia di più raro riscontro per lo specialista, è quando il paziente presenta il caratteristico eczema flessurale antecubitale o del cavo popliteo ed inoltre riferisce prurito ed allergie respiratorie (oculo-rinite, asma). In tali casi la diagnosi è semplice ed il medico potrà ulteriormente classificare la DA come intrinseca (30% dei casi) in caso di anamnesi negativa per malattie allergiche e di valori normali di IgE totali e specifiche. In questo caso saranno importanti per la diagnosi la xerosi e l'esordio precoce; in caso contrario la DA sarà denominata estrinseca.

Tuttavia, più frequentemente, si rivolgono al dermatologo quei pazienti che presentano solamente alcune caratteristiche sfumate che, seppure permettano di ipotizzare la diagnosi di DA, in definitiva non ne consentono la piena formulazione secondo i criteri anzidetti. Pertanto spesso il dermatologo si trova nell'imbarazzante situazione di dover provare le sue ipotesi di fronte al medico curante o al pediatra di base: l'algoritmo affronterà soprattutto queste condizioni, dal momento che, in assenza di riferimenti precisi, il medico superficiale sarà vittima di trappole diagnostiche. Infatti correrà il rischio di etichettare come DA una manifestazione iniziale di micosi fungoide (un linfoma ad iniziale localizzazione cutanea) o una dermatite erpetiforme di Duhring.

Prima di continuare, per sgomberare il campo da equivoci, diremo che l'eczema nummulare, la disidrosi e la dermatosi plantare giovanile, seppure siano considerate da alcuni autori manifestazioni di DA, tuttavia si possono presentare indipendentemente da questa malattia, sebbene nell'atopico siano particolarmente difficili da trattare; pertanto, saranno da noi giudicate come condizioni da differenziare da questa malattia.

Piuttosto frequentemente si verificano casi di pazienti che si presentano con dermatite eczematosa delle mani e dei piedi associata a prurito; la diagnosi differenziale più importante da prendere in considerazione è quella con la *dermatite allergica da contatto* (soprattutto al nichel) e con la *psoriasi*. Orienteranno in un senso o nell'altro il riscontro di lesioni in altre sedi (i lobi auricolari nella dermatite allergica da contatto; le palpebre, il cuoio capelluto, le unghie, i gomiti e le ginocchia nella psoriasi), l'anamnesi lavorativa e familiare ed, infine, l'esito dei patch test. Talora, tuttavia, neppure una biopsia è in grado di chiarire la diagnosi; inoltre, entrambe le condizioni si giovano della fototerapia. In questo caso una visita approfondita che consenta il riscontro di criteri minori permette di inquadrare corretta-mente il paziente. Qualora egli non presenti nemmeno i criteri minori, non sarà possibile formulare una diagnosi di certezza: la terapia sarà sintomatica e sarà ne-cessario seguire il paziente nel tempo.

Un'altra condizione frequente è la comparsa di lesioni eczematose in sedi non tipiche o con anamnesi non indicativa per atopia. Se le lesioni sono localizzate agli arti inferiori, sono di forma rotondeggiante e a limiti netti ed un tentativo terapeu-tico con topici steroidei e antibiotici per un congruo periodo risolve le lesioni, si po-trà porre diagnosi di *eczema nummulare* [9]. Questa condizione, come detto in pre-cedenza, può presentarsi anche nei pazienti non atopici.

D'altra parte, la localizzazione di lesioni eczematose estremamente pruriginose localizzate sulle superfici estensorie degli arti e del tronco (gomiti, regione sacrale e nuca) dovrebbe suggerire la diagnosi di *dermatite erpetiforme*. In questo caso, a supporto della diagnosi, si dovrà richiedere il dosaggio degli anticorpi anti-gliadi-na, anti-transglutaminasi ed anti-endomisio ed eventualmente ricorrere ad una biopsia da effettuarsi su cute sana per l'immunofluorescenza diretta. Spesso nem-meno la biopsia è diagnostica e allora si può tentare di indurre le lesioni con lo io-duro di potassio (sebbene sia una pratica caduta in disuso perché sospettata di in-durre ipotiroidismo) oppure si può impostare una terapia ex-adiuvantibus con dapsone [10].

Infine, dopo avere escluso le succitate condizioni, la cronicità esasperante della condizione, la resistenza alla terapia steroidea, la localizzazione atipica devono in-durci a pensare alla *micosi fungoide*; una biopsia cutanea con immunocitochimica esaminata da un dermatopatologo esperto confermerà eventualmente il sospetto diagnostico [8].

La presentazione di bambini con estese chiazze ipopigmentate (esordio al ter-mine dell'estate, lesioni localizzate su guance e radice degli arti, anamnesi compati-bile per atopia e riscontro di criteri minori) deve fare pensare alla diagnosi di *piti-riasi alba* (anche se la micosi fungoide in questa fascia d'età si presenta frequente-mente con chiazze ipopigmentate [11, 12]).

Infine, talora, l'*eczema disidrosico* si può presentare in pazienti atopici; ciò non basta per formulare la diagnosi di atopia. Nella disidrosi si può riscontrare la pre-senza di tinea pedis o di una allergia al nichel ingerito con gli alimenti: l'eliminazio-ne di questi fattori conduce al miglioramento del disturbo [13].

L'ultima condizione che si può presentare è quella di un paziente con *dermati-te periorale* o cheilite; anche in questo caso essa da sola non giustifica la diagnosi, ma sarà l'appropriatezza del contesto clinico che indurrà il medico ad orientarsi verso una forma di dermatite atopica.

Appendice

Tabella 1. Criteri diagnostici UK Working Party 1994 (per pazienti maggiori di 2 anni)

Criterio maggiore obbligatorio

- Una dermatosi pruriginosa negli ultimi 12 mesi (o una storia riferita dai genitori di prurito o di sfregamento nel bambino)

Criteri minori (devono essere almeno 3 su 5)

- Inizio prima dei 2 anni (non usato se il bambino è minore di 4 anni)
- Storia di coinvolgimento delle pieghe cutanee antecubitali, poplitee, ecc. (incluse guance nei bambini minori di 10 anni)
- Storia di cute secca diffusa
- Storia personale di altre malattie atopiche (asma o raffreddore da fieno) o storia di malattia atopica nei pazienti di I grado nei bambini minori di 4 anni
- Eczema flessurale visibile (o eczema coinvolgente guance/fronte e le parti esterne degli arti nei bambini minori di 4 anni)

Riprodotto da Gelmetti C (2007) Dermatite atopica: dalla storia alle cure di oggi. In: Gelmetti C (ed) La scuola dell'atopia. Springer, Milano

Tabella 2. Criteri diagnostici della DA nei primi tre mesi di vita (Bonifazi 1994)

1 Lesioni eczematose del volto e/o del cuoio capelluto con risparmio o minore impegno della regione del pannolino.
2a Parente di primo grado con DA e/o rinite-asma allergica.*
2b Irrequietezza psicomotoria e/o insonnia non attribuibile ad altre cause.**
   Per fare diagnosi di dermatite atopica nei primi tre mesi il criterio 1 deve essere presente e associato al criterio 2a e/o 2b.

* Storia personale e /o familiare -genitori, figli, fratelli- di malattie atopiche -asma, rinite, dermatite, altre- (storia personale non valida nei primi mesi di vita).
**Prurito e conseguente grattamento possono mancare nelle forme lievi; il grattamento, oltre che con le mani, può essere attuato con la lingua, i denti, i piedi, strumenti di vario tipo impugnati con le mani, oppure strofinando la cute contro altre superfici, preferibilmente spigolose.
Riprodotto da Gelmetti C (2007) Dermatite atopica: dalla storia alle cure di oggi. In: Gelmetti C (ed) La scuola dell'atopia. Springer, Milano

Tabella 3. Criteri suggeriti dall'American Academy of Dermatology per la diagnosi di DA

Caratteristiche essenziali: devono essere presenti (se presenti tutte sono sufficienti per la diagnosi)

- Prurito
- Lesioni eczematose
  - interessamento del viso, del collo e delle superfici estensorie nei bambini di età inferiore a 2 anni
  - interessamento flessurale (anche riferito) negli adulti
  - risparmio di inguine e ascelle
- Decorso cronico-recidivante

Caratteristiche importanti (si osservano nella maggior parte dei casi a supporto della diagnosi)

- Esordio precoce
- Atopia (aumento delle IgE)
- Xerosi

Caratteristiche associate (suggeriscono la diagnosi)

- Cheratosi pilare o ittiosi volgare o iperlinearità palmare
- Risposte vascolari anomale
- Prurito o lichenificazione o accentuazione perifollicolare
- Alterazioni oculari e perioculari
- Alterazioni periorali o periauricolari

Tabella 4. Criteri di Hanifin e Rajka, 1980. Secondo questi criteri la diagnostica sicura di DA è ottenuta quando vi siano almeno tre criteri maggiori e tre criteri minori

Criteri maggiori

- Prurito
- Dermatite cronica e recidivante
- Distribuzione simmetrica nelle sedi tipiche (coinvolgimento facciale ed estensorio nei bambini; lichenificazione flessurale negli adulti)
- Storia personale o familiare di malattie atopiche

Caratteristiche importanti (si osservano nella maggior parte dei casi a supporto della diagnosi)

• Xerosi	• Blefarite
• Iperlinearità palmare	• Congiuntivite
• Ittiosi follicolare	• Cataratta
• Pitiriasi alba	• Cheratocono
• Solco di Dennie-Morgan	• Facilità a dermatiti aspecifiche
• Ragadi sottoauricolari	• Facilità ad infezioni cutanee
• Cheilite	• Dermografismo bianco
• Piega anteriore del collo	• Positività dei test cutanei
• Occhiaie	• IgE sieriche elevate
• Accentuazione per stress ambientali o emozionali	

Riprodotto da Gelmetti C (2007) Dermatite atopica: dalla storia alle cure di oggi. In: Gelmetti C (ed) La scuola dell'atopia. Springer, Milano

Tabella 5. Criteri diagnostici maggiori e minori della DA di Hanifin e Rajka (modificati da Fabrizi)

Criteri maggiori (sempre presenti)

- Prurito
- Iperreattività della cute e delle mucose (bronchiale, rino-congiuntivale ed enterica)
- Xerosi cutanea
- Topografia delle lesioni eczematose
  - viso e superfici estensorie (fino ai 2 anni d'età)
  - superfici flessorie degli arti, viso e tronco (dopo i 2 anni d'età)
- Anamnesi familiare e personale positiva per malattie atopiche

Criteri minori (spesso presenti, anche se con minore frequenza)

- Eczema cronico recidivante delle mani e dei piedi
- Segni oculari
  - pigmentazione sottorbitaria
  - pliche di Dennie-Morgan
  - blefarite
  - congiuntivite
  - dermatite periorbitaria
- Aumento delle IgE sieriche
- Intolleranza alimentare
- Dermatite periorale
- Cheilite
- Pityriasis alba (facei et corporis)
- Cheratosi follicolare
- Fattori ambientali ed emozionali
- Fattori psicologici
- Perdita di sonno durante la notte (irrequietezza, irascibilità)
- Intolleranza alla lana
- Tendenza alle infezioni cutanee (batteriche, micotiche, virali), come espressione di disreattività immunologica.

Bibliografia

1. Hanifin JM, Rajka G (1980) Diagnostic features of atopic eczema. Acta Dermatol Venereol (Stockh.) 92:44-7
2. Williams HC, Burney PG, Hay RJ et al (1994) The U.K. Working Party's Diagnostic Criteria for Atopic Dermatitis. I. Derivation of a minimum set of discriminators for atopic dermatitis. Br J Dermatol 131(3):383-396
3. Williams HC, Burney PG, Strachan D, Hay RJ (1994) The U.K. Working Party's Diagnostic Criteria for Atopic Dermatitis. II. Observer variation of clinical diagnosis and signs of atopic dermatitis. Br J Dermatol 131(3):397-405
4. Fabrizi G (2003) Dermatologia pediatrica. Masson Editore, Milano
5. Williams HC, Burney PG, Pembroke AC, Hay RJ (1994) The U.K. Working Party's Diagnostic Criteria for Atopic Dermatitis. III. Independent hospital validation. Br J Dermatol 131(3):406-416
6. Hanifin JM (1999) Diagnostic criteria for atopic dermatitis: consider the context. Arch Dermatol 135:1551

7. Bohme M, Svensson A, Kull I, Wahlgren CF (2000) Hanifin's and Rajka's minor criteria for atopic dermatitis: which do 2-year-olds exhibit? J Am Acad Dermatol 43:785-92

8. Halverstam CP, Vachharajani A, Mallory SB (2007) Cushing syndrome from percutaneous absorption of 1% hydrocortisone ointment in Netherton syndrome. Pediatr Dermatol 24:42-5

9. Jarvikallio A, Naukkarinen A, Harvima IT et al (1997) Quantitative analysis of tryptase- and chymase-containing mast cells in atopic dermatitis and nummular eczema. Br J Dermatol 136:871-7

10. Kaplan RP, Callen JP (1991) Overlapping cutaneous disorders related to dermatitis herpetiformis. Clin Dermatol 9:361-8

11. Fink-Puches R, Chott A, Ardigo M et al (2004) The spectrum of cutaneous lymphomas in patients less than 20 years of age. Pediatr Dermatol 21:525-33

12. Sandhu K, Handa S, Kanwar AJ (2004) Extensive pityriasis alba in a child with atopic dermatitis. Pediatr Dermatol 21:275-6

13. Magina S, Barros MA, Ferreira JA, Mesquita-Guimaraes J (2003) Atopy, nickel sensitivity, occupation, and clinical patterns in different types of hand dermatitis. Am J Contact Dermat 14:63-8

Algoritmo 5

Approccio terapeutico globale della dermatite atopica

C. Gelmetti, A. Patrizi

Algoritmo 5a

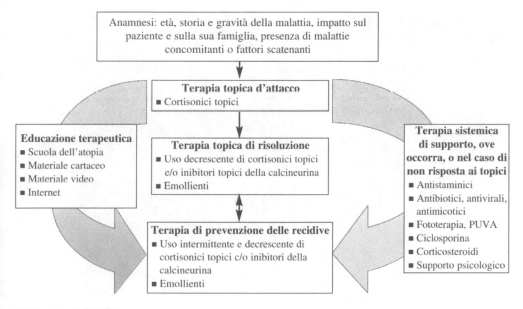

PUVA = Psoraleni + UVA

Algoritmo 5b

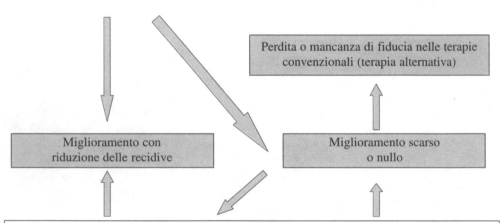

Pensare di potere gestire la cura della dermatite atopica (DA) con l'aiuto dei soli farmaci è un errore. Una anamnesi imperfetta o una cattiva educazione terapeutica possono essere altrettanto, se non più, importanti di una terapia comunque corretta.

Una visione d'insieme di questo approccio è data dall'Algoritmo 5a , mentre la Tabella 1 dà uno schema di trattamento in funzione della severità della DA.

In pratica, il primo *step* è costituito dall'applicazione di misure adiuvanti, talora già in grado di controllare la malattia, soprattutto nelle forme più lievi e nei pazienti non allergici; questa percentuale di pazienti non è trascurabile.

Il secondo *step*, qualora l'associazione della terapia farmacologica tradizionale alle misure adiuvanti non porti ad un risultato soddisfacente, è l'utilizzo, in associazione alle terapie tradizionali stesse, di integratori e/o prebiotici, probiotici o simbiotici.

Il terzo *step* consiste nel ricorso a terapie complementari e/o alternative che, come dice il nome stesso, vengono a sostituirsi alle terapie tradizionali, in pazienti che hanno perso fiducia nella medicina convenzionale. Il ricorso alla medicina alternativa può avvenire fin dall'inizio nei pazienti e/o nelle famiglie che non hanno fiducia nella terapia convenzionale. I pazienti o i loro genitori, nel caso di minori, andrebbero avvertiti in ogni caso dei rischi che possono correre anche con le terapie cosiddette "dolci". L'algoritmo 5b sintetizza questo percorso.

Tabella 1. Schema di trattamento della Task Force Europea. Da [1]

Fase	Terapia
Baseline	Programmi educazionali, emollienti, oli da bagno. Dieta di eliminazione (in pazienti con allergie alimentari), evitare allergeni (se diagnosticati con test allergici; fodere anti-acaro)
Lieve SCORAD <15 transitorio	Prima scelta: CT. Seconda scelta: ITC, antisettici , antistaminici non-sedativi (controverso)
Moderato SCORAD 15-40 ricorrente	Antistaminici sedativi, terapia UV, counselling psicosomatico, terapia climatica
Severo SCORAD > 40 persistente	Ospedalizzazione, immunosoppressione sistemica, steroidi orali, azatioprina, ciclosporina A, tacrolimus orale, PUVA

(Darsow U and the members of ETFAD (2005) Position paper on diagnosis and treatment of atopic dermatitis. JEADV 19:286-295)

CT = Corticosteroidi Topici
ITC = Inibitori Topici della Calcineurina
PUVA = Psoraleni + UVA

Algoritmo 6
La terapia farmacologica

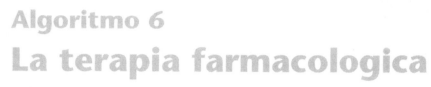

M. Paradisi, C. Pelfini, M. El Hachem, C. Gelmetti

6a Trattamento farmacologico della dermatite atopica: Schema attuale

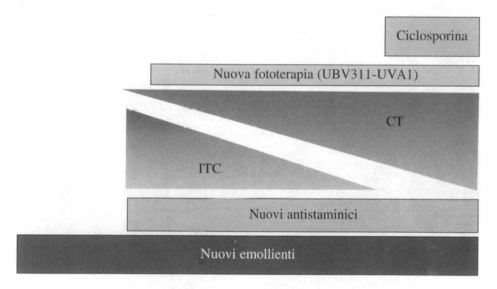

ITC = Inibitori Topici della Calcineurina   Corticosteroidi Topici = CT

6b Strategia combinata CT + ITC

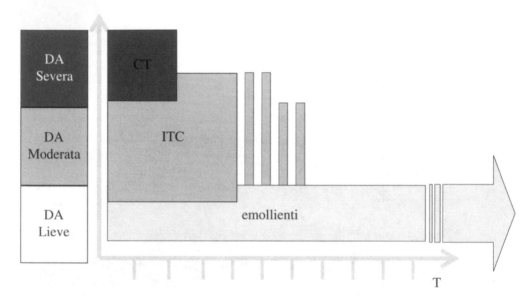

6c Tacrolimus e pimecrolimus: confronto con i corticosteroidi topici e la terapia ideale

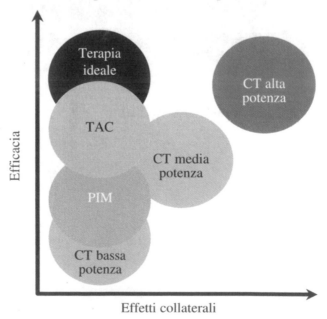

TAC = tacrolimus; PIM = pimecrolimus

Terapia d'attacco

- I cortisonici topici (CT) sono il primo farmaco da impiegarsi nella terapia delle fasi acute della dermatite atopica (DA);
- si consideri come fattori precipui, da valutarsi a priori, l'età e la distinzione tra zone di basso od elevato assorbimento (viso, pieghe, podice);
- si consideri come dose massima impiegabile 50g/settimana per l'adulto ed una corrispondente riduzione nel bambino. Possiamo contare su indicazioni che riguardano alcune delle molecole più note ed ammesse per uso pediatrico negli USA:
  - clobetasone dipropionato e betametasone dipropionato per bambini d'età superiore a 12 anni;
  - fluocinolone acetonide per bambini d'età superiore a 6 anni (e non oltre quattro settimane d'impiego);
  - mometasone furoato per bambini d'età superiore a 2 anni;
  - alclometasone dipropionato e prednicarbato per bambini d'età superiore a 1 anno;
  - fluticasone propionato crema per bambini d'età superiore a 3 mesi (e non oltre quattro settimane di impiego)
- la scelta di uno steroide topico deve preferire le molecole con migliore quoziente terapeutico;
- una molecola potente o molto potente è in genere preferibile per ottenere un controllo dei sintomi in un tempo più breve.

Terapia di avvio a risoluzione e stabilizzazione con CT

- Quanto proseguire questa terapia? La risposta è il *minor tempo possibile*: continuandola emergeranno problemi legati alle dosi limite; gli effetti positivi dei CT saranno contrastati da quelli negativi di tachifilassi, che s'instaura precocemente (48 ore), e di atrofia che, seppure non clinicamente evidenti, ne condizionano la risposta terapeutica. Si tratta solo di una parziale diminuzione d'efficacia, ma è ormai accertato che l'uso di una terapia intermittente consente di evitare tali effetti secondari;
- le applicazioni multiple/die di steroidi sono perfettamente inutili ed esistono studi che dimostrano come sia sufficiente la monosomministrazione giornaliera;
- emollienti ed inibitori della calcineurina sono da intervallarsi ai CT;
- una corretta terapia che tenga conto della dose e del tempo d'impiego esclude la possibilità di effetti sistemici, mentre va valutato il rischio di quelli locali.

La prevenzione delle recidive

Una volta risolta la DA, o decisamente avviata a risoluzione, è doveroso prevenire la recidiva; in questa fase sono gli emollienti ad acquisire uno spazio determinante. Abbiamo tuttavia dati certi che decisamente controindicano un uso continuativo o ravvicinato dei CT, mentre un uso intermittente o pulsato (comprovato per alcune molecole) si è dimostrato in grado di contrastare il subentro di recidive. Lo schema classico prevede l'uso degli steroidi nel weekend e degli emollienti nel resto della settimana, mentre per gli steroidi molto potenti l'impiego può essere quindicinale. Sono pochi i dati relativi all'uso intermittente ed e/o abbinato ai CT degli inibitori della calcineurina.

Inibitori topici della calcineurina (ITC)

Sono rappresentati da pimecrolimus (PIM), un derivato macrolattamico dell'ascomicina, e tacrolimus (TAC), un macrolide lattone estratto dallo *Streptomyces tsukubaensis*. Il primo è disponibile nella formulazione in crema all'1% per il trattamento della DA lieve o moderata del bambino ($\geq$ 2 anni) e dell'adulto, il secondo in unguento per il trattamento della DA moderata o grave, alla concentrazione dello 0,03% nei bambini dai 2 ai 15 anni di età e dello 0,1% dai 16 anni in poi. Entrambi sono registrati per il trattamento di casi resistenti o intolleranti ai CT. Il trattamento viene effettuato in maniera intermittente (al bisogno) con due applicazioni al dì sull'area affetta fino alla guarigione delle singole lesioni.

Altri trattamenti topici

Le preparazioni a base di catrame vegetale possono essere usate su lesioni croniche lichenificate, ma sono scarsamente accettate perché macchiano e hanno un odore sgradevole. Le sovrainfezioni batteriche devono essere trattate tempestivamente in quanto possono indurre un peggioramento del quadro clinico. Per forme localizzate si può considerare l'uso di antibiotici topici, come mupirocina ed acido fusidico, da utilizzare per un breve periodo al fine di evitare lo sviluppo di antibiotico-resistenza. Al fine di evitare sovrainfezioni, possono essere usati impacchi con soluzioni debolmente antisettiche, particolarmente utili su lesioni essudanti. In assenza di segni di infezione, non è raccomandato l'uso di antibiotici topici, né sembra apportare benefici ulteriori rispetto alla sola terapia sintomatica.

Trattamenti sistemici

Per le forme gravi/resistenti (in genere con SCORAD elevato) vi è anche un lungo elenco di farmaci sistemici.

I farmaci più impiegati per via sistemica nella DA sono gli *antistaminici*: anche se non offrono prove convincenti della loro efficacia secondo i dettami della EBM, il loro impiego è radicato nell'uso. Nella pratica clinica, quelli di prima generazione sembrano utili nel controllo del prurito serale, specie nella prima infanzia, poiché per il loro effetto sedativo facilitano il sonno; invece quelli di nuova generazione, privi di tale effetto, sono utili nei pazienti con vita di relazione attiva, e con associazione di altre manifestazioni atopiche.

Per le complicanze infettive, gli *antibiotici*, come i macrolidi di ultima generazione, l'amoxicillina-acido clavulanico o le cefalosporine di I° e II° generazione hanno indicazione nei casi di impetiginizzazione severa. È preferibile usare quelli orali perché più efficaci e meno allergizzanti di quelli topici; per questo motivo e per evitare le resistenze batteriche la scelta, tra questi ultimi, va a quelli che non esistono in formulazione sistemica. Pertanto gli antibiotici topici (es., mupirocina, acido fusidico) non devono essere usati routinariamente ma solo per focolai di piodermizzazione limitati.

L'*acyclovir* orale o endovena è il farmaco più usato per le infezioni da virus erpetico, mentre è discutibile il ricorso alla *terapia antimicotica* orale negli adolescenti con lesioni suggestive per *M. furfur*.

I *corticosteroidi sistemici* vanno impiegati solo in forme gravi che non rispondono in maniera soddisfacente alla terapia topica adeguatamente eseguita. È una terapia che riscuote sempre meno consensi, ma è ancora impiegata anche sotto forma pulsata.

Gli *immunosoppressori* hanno indicazione solo in caso di dermatite atopica grave. Una DA si può definire grave sulla base degli indici di severità della malattia (ad es. SCORAD > 40), ma soprattutto quando è resistente ad una terapia topica ben condotta e causa ripercussioni notevoli sulla qualità della vita (QoL, *Quality of Life*) del paziente e della sua famiglia. Sotto questo profilo, una dermatite moderata ma diffusa o con lesioni limitate ma intrattabili deve essere considerata suscettibile di una terapia sistemica. Tra gli immunosoppressori, la ciclosporina (CyA) costituisce la prima scelta. Un accurato *screening* iniziale, una sorveglianza mensile degli indici di funzionalità renale ed epatica e il controllo della P.A. sono indispensabili. Il dosaggio di attacco è di 4-5 mg/Kg/die con una buona risposta clinica entro due settimane; dopo le prime 4-8 settimane, la dose può essere progressivamente diminuita fino a quella minima efficace di 2,5-3 mg/Kg/die. Ogni ciclo dovrebbe durare 3-6 mesi, per minimizzare gli effetti collaterali maggiori come ipertensione, nefrotossicità, ipertricosi, e deve essere seguito da terapia di mantenimento idonea con altri farmaci. Azatioprina, methotrexate, micofenolato, mofetil possono essere usati in casi selezionati che non rispondono alle terapie topiche standard e/o alla ciclosporina e/o agli steroidi sistemici.

A ciò si possono aggiungere modalità terapeutiche non farmacologiche ma non per questo meno efficaci in casi selezionati: terapia UV (elioterapia, UVB 311, UVA1), *counselling* psicosomatico, terapia climatica, ospedalizzazione (Algoritmo 5).

Letture consigliate

- Akdi CA, Akdis M, Bieber T et al (2006) Diagnosis and treatment of atopic dermatitis in children and adults: European Academy of Allergology and Clinical Immunology/ American Academy of Allergy, Asthma and Immunology/PRACTALL Consensus report. J Allergy Clin Immunol 118(1):152-169
- Akhavan A, Rudikoff D (2003) The treatment of atopic dermatitis with systemic immunosuppressive agents. Clin Dermatol 21(3):225-40
- Bodemer C (2005) Quelle prise en charge pour les dermatites atopiques sévères et chroniques de l'enfant ? Ann Dermatol Venereol 132 Spec No 1:1S121-30
- Hoare C, Li Wan Po A, Williams H (2000) Systematic review of treatments for atopic eczema. Health Technol Assess 4:1-191

Algoritmo 7

Fototerapia della dermatite atopica

G. Monfrecola

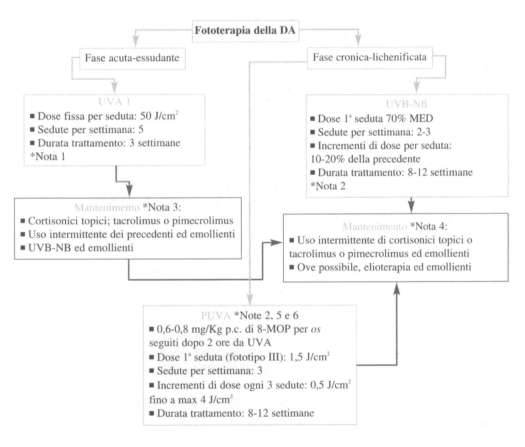

Fototerapia della DA

Fase acuta-essudante

UVA 1
- Dose fissa per seduta: 50 J/cm^2
- Sedute per settimana: 5
- Durata trattamento: 3 settimane
*Nota 1

Mantenimento *Nota 3:
- Cortisonici topici; tacrolimus o pimecrolimus
- Uso intermittente dei precedenti ed emollienti
- UVB-NB ed emollienti

Fase cronica-lichenificata

UVB-NB
- Dose 1ª seduta 70% MED
- Sedute per settimana: 2-3
- Incrementi di dose per seduta: 10-20% della precedente
- Durata trattamento: 8-12 settimane
*Nota 2

Mantenimento *Nota 4:
- Uso intermittente di cortisonici topici o tacrolimus o pimecrolimus ed emollienti
- Ove possibile, elioterapia ed emollienti

PUVA *Note 2, 5 e 6
- 0,6-0,8 mg/Kg p.c. di 8-MOP per *os* seguiti dopo 2 ore da UVA
- Dose 1ª seduta (fototipo III): 1,5 J/cm^2
- Sedute per settimana: 3
- Incrementi di dose ogni 3 sedute: 0,5 J/cm^2 fino a max 4 J/cm^2
- Durata trattamento: 8-12 settimane

* 1: la remissione è in genere apprezzabile dopo 10 sedute
* 2: necessità assoluta di emollienti per l'insorgenza di secchezza e/o prurito
* 3: la remissione è di breve durata (circa 4-8 settimane)
* 4: la remissione è di media durata (8-12 settimane)
* 5: la PUVA terapia è controindicata in età pediatrica ed è in genere poco usata
* 6: indicata in regime di ricovero per casi resistenti ad altri trattamenti fototerapici

Legenda
UV = ultravioletto
UVA 1= 340–400 nm
UVB-NB = UVB a banda stretta = 311 ± 2 nm
UVA = 320–400 nm
PUVA = fotochemioterapia = 8-metossipsoralene (8-MOP) + UVA
MED = Minima Dose Eritemigena

L'idea di impiegare radiazioni elettromagnetiche (REM) non-ionizzanti per il trattamento della dermatite atopica (DA) è scaturita dall'osservazione che l'esposizione alla luce solare ha spesso, ma non sempre, un effetto benefico sulle manifestazioni cliniche di tale patologia. Nel corso degli ultimi 30 anni, grazie allo sviluppo di sorgenti artificiali di ultravioletto, numerosi protocolli fototerapici sono stati proposti per la DA: UVB a banda larga, UVA, UVB a banda larga + UVA, UVB a banda stretta (UVB narrow band, UVB-NB) (Figg. 1, 2), PUVA, UVA-1, fotoferesi extracorporea. La metanalisi della letteratura permette di focalizzare l'attenzione fondamentalmente su UVB-NB, UVA-1 e PUVA, tuttavia i diversi studi non consentono di indicare in via definitiva dei protocolli terapeutici unanimemente accettabili. Pertanto ciò che viene riportato in questo algoritmo non deve essere considerato definitivo né univoco ma solo indicativo: sarà l'esperienza del dermatologo a dover adattare, caso per caso, il dosaggio ed il numero di sedute settimanali.

È opportuno fare alcune considerazioni di carattere generale:

- in alcuni casi di DA la fotoesposizione naturale o artificiale può aggravare segni e sintomi della malattia (DA fotoaggravate); talvolta il peggioramento in corso di fototerapia o di elioterapia è dovuto al calore, alla sudorazione o all'aumentata secchezza cutanea più che ad una vera fotosensibilità;
- fototerapia, fotochemioterapia ed elioterapia sono controindicate in soggetti di fototipo I e II, individui con capelli rossi ed efelidi, pazienti che assumono farmaci fotosensibilizzanti o con patologie fotoaggravabili;
- vengono correntemente impiegate fonti artificiali di ultravioletto per i seguenti regimi terapeutici: UVA-1, UVB-NB, PUVA;
- la fototerapia non è sostitutiva di altre terapie topiche o sistemiche ma si affianca ad esse in maniera integrata o sequenziale;
- per DA in fase acuta, caratterizzata da intenso eritema ed essudazione, è consigliabile solo la fototerapia con UVA-1, qualora altri trattamenti topici o sistemici non trovino più indicazione;
- la terapia con sorgenti irradiative artificiali va supervisionata da un dermatologo esperto e praticata rispettando scrupolose norme di sicurezza (occhiali, schermatura dei genitali, precisa dosimetria degli apparecchi, ecc.);
- il mantenimento con fototerapia (UVA 1, UVB-NB o PUVA) è sconsigliato per evitare elevate dosi cumulative di UV;
- l'effetto delle REM non-ionizzanti sulle manifestazioni della DA è da ascrivere all'azione che esse esplicano su costituenti cellulari e subcellulari del sistema immunitario cute-associato.

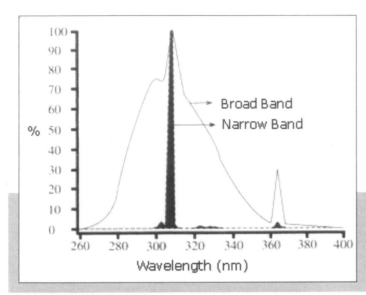

Figura 1.

Spettri di emissione di una apparecchiatura ad UVB a banda larga (*broad band*) ed a banda stretta (*narrow band*)

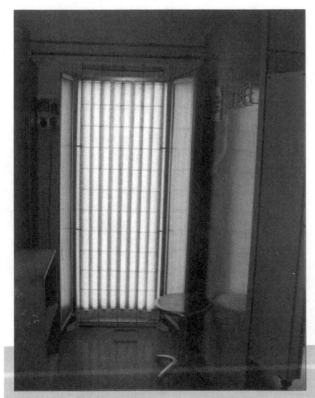

Figura 2.

Pannello di tubi fluorescenti con emissione nell'UVB a banda stretta

Algoritmo 8
Uso degli emollienti nella dermatite atopica

A. Frasin, C. Gelmetti

8a Uso degli emollienti nella dermatite atopica in funzione della fase

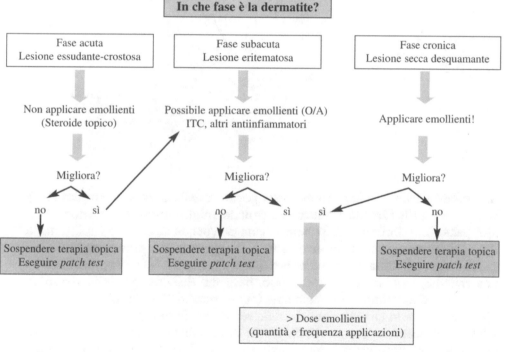

O/A = Olio in Acqua
ITC = Inibitori Topici della Calcineurina

8b Uso degli emollienti nella dermatite atopica in funzione del clima

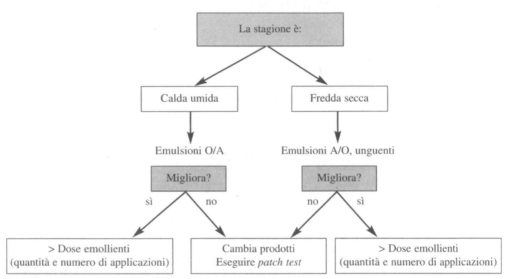

O/A = Olio in Acqua
A/O = Acqua in Olio

Gli emollienti sono indispensabili nella gestione della dermatite atopica (DA): mantengono la pelle idratata e riducono il prurito, migliorando le condizioni cliniche del paziente e diminuendo l'evaporazione dell'acqua attraverso l'epidermide. La DA è una patologia cronico-recidivante e, per questo, con gravità variabile nel tempo che ne condiziona il suo trattamento, con alternanza di fasi acute caratterizzate da eritema, essudazione e croste (fase "bagnata" dell'eczema), e di periodi di cronicità con pelle xerotica e desquamante (fase "secca" dell'eczema).

Nella *fase acuta* la tollerabilità della cute verso i prodotti topici è critica a causa delle lesioni epiteliali; in questa condizione la tollerabilità di un prodotto cosmetico è quasi sempre negativa con conseguenze spiacevoli per il paziente. Il compito del medico è sostanzialmente quello di spegnere l'infiammazione in minor tempo possibile. A tal proposito, possono essere utili impacchi con soluzioni leggermente antisettiche per pulire ed eliminare le croste e sfiammare, diminuendo la temperatura cutanea; poi il trattamento di elezione è costituito dagli steroidi topici.

Nella *fase subacuta*, intesa come momento di transizione da una forma grave ad una lieve o viceversa, il paziente ha lesioni eritematose senza franca essudazione; la presenza dell'epitelio, nonostante l'infiammazione, ci garantirà una tollerabilità migliore verso la terapia topica. In questa condizione è probabile che il paziente tolleri un emolliente "leggero" (di tipo emulsione Olio in Acqua, O/A). Comunque il solo trattamento emolliente non è sufficiente per controllare la malattia in questa fase e quindi gli inibitori topici della calcineurina (ITC) o altri antiinfiammatori locali completano la terapia.

> *Cosmeceutici e DA*
> *L'azione degli emollienti sull'epidermide è strettamente legata alla loro composizione; in tal senso i nuovi cosmeceutici usati nel trattamento della DA, oltre ad un ruolo nel ripristino della barriera cutanea, vantano un'azione antiinfiammatoria e lenitiva sul prurito. Tra questi ci sono l'oleodistillato di girasole e l'idrossidecina ricavato dalla pappa reale, molecole in grado di stimolare la sintesi endogena dei lipidi carenti oppure molecole tipo ALIAmidi (adelmidrol, palmitoil-etanolamide) con azione di riequilibrio sulla iperreattività cutanea indotta dai mastociti.*

> *Intolleranze/allergie da Cosmeceutici*
> *Eccettuata l'applicazione (sconsigliata) dei cosmeceutici nella fase acuta della DA, le intolleranze/allergie all'uso degli emollienti non sono frequenti. Nonostante questo sono stati descritti casi di dermatiti da contatto irritative (DIC) o allergiche (DAC) causate spesso dall'occlusione (DIC) o dai componenti presenti nei vari prodotti (DAC). Sono ben note, per esempio, le sensibilizzazioni a sostanze di estrazione vegetale (come graminacee e composite). Per dirimere una DIC da una vera allergia (DAC) bisogna eseguire i test epicutanei a lettura ritardata (patch test).*

Nella *fase cronica* la pelle si presenta secca, desquamante e lichenificata, talora con spacchi ragadiformi; per tale motivo l'uso di emollienti è particolarmente utile in questo momento. Essendo la pelle non abrasa, salvo le ragadi, l'emolliente sarà ben accettato ma l'applicazione dei prodotti deve tener conto della tollerabilità individuale e delle preferenze soggettive.

Nella DA la pelle è costituzionalmente secca, quindi lo scopo degli emollienti è di rendere la cute più "morbida" cioè più ricca d'acqua. Un valido e costante trattamento emolliente non può prescindere da condizioni ambientali (temperatura e umidità), perché la possibilità di termoregolazione della cute atopica va garantita.

Una volta stabilite le condizioni per applicare gli emollienti (vedi Algoritmo 8a), se il paziente si troverà in ambiente caldo-umido (ad esempio, estate ai tropici) saranno più indicati quelli "leggeri" (come le emulsioni O/A), mentre nelle condizioni di freddo-secco (ad esempio, inverno continentale) va consigliato un emolliente "grasso" (come le emulsioni A/O oppure monofasi grasse tipo unguenti) (vedi Algoritmo 8b).

> *Emulsioni A/O*
> *L'emulsione A/O è una miscela in cui l'acqua fa da fase dispersa nell'olio. Più ricca di olio che di acqua, dà una maggiore idratazione nel tempo, sino a 6-8 ore, a causa del maggiore effetto occlusivo della sua fase continua. Per contro dà uno scarso senso di freschezza ed è più difficilmente spalmabile quindi cosmeticamente meno bene accetta. In linea di massima l'emulsione A/O è più stabile, protegge meglio gli eventuali principi attivi in essa contenuti e richiede meno conservanti o stabilizzanti dell'emulsione.*

Emulsioni O/A

L'emulsione O/A è una miscela in cui l'olio fa da fase dispersa nell'acqua. Più ricca di acqua che di olio, dà una minore idratazione nel tempo, per la sostanziale mancanza di effetto occlusivo. Per contro dà rapido senso di freschezza ed è più facilmente spalmabile e quindi cosmeticamente bene accetta. In linea di massima l'emulsione O/A è meno stabile, e richiede più conservanti e/o stabilizzanti dell'emulsione per proteggere gli eventuali principi attivi in essa contenuti.

Algoritmo 9

Diagnosi delle patologie respiratorie

G.L. Marseglia, A. Licari, A. Marseglia, M. Leone, E. Civardi, M. De Amici, G. Ciprandi

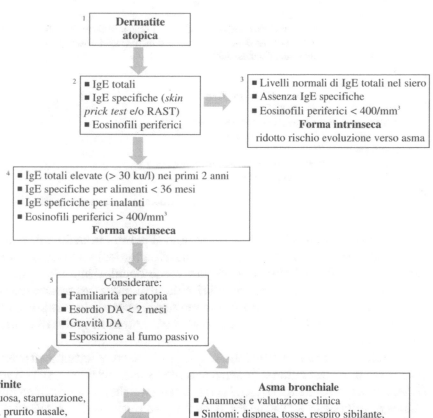

[1] **Dermatite atopica**

[2]
- IgE totali
- IgE specifiche (*skin prick test* e/o RAST)
- Eosinofili periferici

[3]
- Livelli normali di IgE totali nel siero
- Assenza IgE specifiche
- Eosinofili periferici < 400/mm³
  Forma intrinseca
  ridotto rischio evoluzione verso asma

[4]
- IgE totali elevate (> 30 ku/l) nei primi 2 anni
- IgE specifiche per alimenti < 36 mesi
- IgE speficiche per inalanti
- Eosinofili periferici > 400/mm³
  Forma estrinseca

[5]
Considerare:
- Familiarità per atopia
- Esordio DA < 2 mesi
- Gravità DA
- Esposizione al fumo passivo

Oculorinite
Sintomi: rinorrea acquosa, starnutazione, ostruzione nasale, prurito nasale, congiuntivite

Asma bronchiale
- Anamnesi e valutazione clinica
- Sintomi: dispnea, tosse, respiro sibilante, senso di costrizione toracica, dispnea da sforzo

⁶
Indagini strumentali

Oculorinite

Rinoscopia anteriore, citologia nasale, endoscopia nasale, test di provocazione nasale, spirometria semplice (dopo i 6 anni)

Asma bronchiale

Età < 2 anni:
- misurazione curva flusso-volume (F/V) a volume corrente
- studio meccanica respiratoria
- misurazione curva F/V con manovre forzate
- pletismografia corporea
- misurazioni capacità funzionale residua (FRC) e dell'omogeneità della ventilazione con tecniche di diluizione dei gas (tecniche indicate in casi selezionati: fibrosi cistica, malattia polmonare cronica della prematurità, diagnosi dubbie)

Età < 2-6 anni:
- tecnica dell'interruzione del flusso (*Rint*)
- oscillazioni forzate (FOT)
- pletismografia corporea a volume corrente

Età < 6 anni:
- spirometria con test di broncodilatazione farmacologica
- test di provocazione bronchiale con metacolina
- FE_{NO}

---

[1] La dermatite atopica (DA) è senza dubbio il primo, in ordine di tempo, della sequenza di eventi clinici (la cosiddetta *marcia atopica*) che possono condurre alla espressione di quadri clinici respiratori come l'oculorinite e/o l'asma bronchiale: sembra quindi costituire il fattore di rischio principale per questo tipo di evoluzione. Alla luce di questa evidenza, è assolutamente necessario un approfondimento allergologico al fine di identificare allergeni e/o apteni in grado di influenzare il decorso della DA.

[2] La valutazione della costituzione atopica può essere effettuata attraverso esami *in vivo* mediante i test cutanei (essenzialmente lo *skin prick test*, SPT) oppure *in vitro* (Radio Allergo Sorbent Test, RAST; IgE totali sieriche; conta degli eosinofili).

[3] La negatività dello SPT e del RAST ed il basso livello di IgE totali ed eosinofili periferici sono caratteristici della cosiddetta DA intrinseca, il cui meccanismo fisiopatologico non è IgE-mediato; numerosi studi dimostrano che questa forma non presenta le caratteristiche immunoallergologiche dell'atopia, e che i bambini che ne sono affetti a 2 anni hanno un rischio significativamente inferiore di sviluppare asma rispetto a coetanei con DA già sensibilizzati [1].

[4] La presenza di IgE totali elevate (> 30 kU/L) nei primi 2 anni di vita, la positività di IgE specifiche per alimenti nei primi 36 mesi di vita e per allergeni inalanti (RAST con valori > 0.35 kU/L, metodo UniCAP System), l'eosinofilia periferica (> 400/mm³) caratterizzano la DA estrinseca, IgE mediata, che esordisce più precocemente e dove una iniziale sensibilizzazione ad alimenti è seguita spesso da sensibilizzazione ad aeroallergeni [1]. E' infatti stata dimostrata la fondamentale impor-

tanza della sensibilizzazione ad aeroallergeni a 2 anni quale fattore di rischio per lo sviluppo di asma a 5 anni [2].

[5] Bisogna considerare che, nella progressione da DA ad asma, intervengono inoltre altri fattori di rischio: la familiarità per atopia, l'esordio precoce della DA (prima dei 2 anni di vita), la gravità della DA, l'esposizione del bambino al fumo passivo [1].

[6] **Oculorinite**: la diagnosi allergologica è di primaria importanza nella precisazione diagnostica della rinite allergica. A questo scopo i test cutanei devono essere considerati indagini diagnostiche di primo livello per la facile esecuzione, sensibilità e specificità, immediatezza del risultato e costo economico contenuto. Se la positività dei test cutanei concorda con l'anamnesi e il quadro clinico, la diagnostica allergologica si può considerare virtualmente esaurita. L'esame obiettivo condotto col rinoscopio anteriore può essere utile quale indagine di prima istanza. I test di provocazione nasale e congiuntivale con l'allergene specifico o con stimoli non specifici (chimici, fisici, farmacologici) difficilmente vengono eseguiti in età pediatrica e vanno presi in considerazione in casi selezionati. Lo studio citologico del secreto nasale per la ricerca degli eosinofili nasali può costituire un ulteriore gradino nella diagnosi allergologica. Nel pannello di esami strumentali andrà sempre prevista l'esecuzione di un esame spirometrico, in quanto molto spesso la rinite allergica precede lo sviluppo di asma bronchiale. Indagini di stretta competenza otorinolaringoiatrica sono l'endoscopia nasale, la valutazione della funzione olfattiva, la rinomanometria, la rinometria acustica e l'esame audiometrico ed impedenziometrico [3].

Asma bronchiale: la misura della funzionalità respiratoria è parte essenziale ed integrante dell'inquadramento clinico-funzionale del bambino con problemi respiratori; di recente, grazie allo sviluppo di tecniche per il bambino non collaborante, anche al di sotto dei 5 anni è possibile effettuare delle misure oggettive della funzionalità respiratoria.

- Lo studio della funzionalità respiratoria *nel neonato e nel lattante* viene ancora eseguito in centri specializzati. Tuttavia le tecniche a disposizione sono in continuo sviluppo e molte di esse possono essere eseguite già al letto del paziente: misurazione della curva flusso-volume (F/V) a volume corrente, studio della meccanica respiratoria, misurazione della curva F/V con manovre forzate, pletismografia corporea e misurazioni della capacità funzionale residua (FRC) e dell'omogeneità della ventilazione mediante le tecniche di diluizione dei gas. Tutte queste metodiche necessitano l'esecuzione durante il sonno, che comunque deve essere indotto solo nei test più lunghi e complessi. Le indicazioni cliniche ricavabili dai suddetti test si riferiscono soprattutto a neonati e lattanti affetti da fibrosi cistica, wheezing ricorrente, stridore laringeo, displasia broncopolmonare [4].

- I *bambini in età prescolare* (circa 3-6 anni) rappresentano una delle maggiori sfide attuali nell'ambito della valutazione della funzionalità respiratoria. La loro scarsa collaborazione nell'eseguire le prove standard di funzionalità respiratoria ha per molto tempo pesantemente limitato la valutazione della loro funzionalità polmonare. Recentemente, molte tecniche che richiedono la respirazione a volume corrente, e di conseguenza una minima cooperazione, sono diventate disponibili in commercio. Queste tecniche sono particolarmente adatte a valutare la funzionalità polmonare in bambini in età prescolare non sedati e comprendono la misurazione della resistenza respiratoria con la tecnica dell'interruzione (R_{int}), la tecnica delle oscillazioni forzate (FOT), la pletismografia corporea per la misurazione delle resistenze specifiche delle vie aeree (sR_{aw}), la misurazione della capacità funzionale residua con tecniche di diluizione dei gas e, più recentemente, gli indici di "gas mixing" per la dimostrazione di disomogeneità della ventilazione. Anche lo studio dei parametri misurabili durante la respirazione tranquilla a volume corrente rappresenta una possibilità allettante in età prescolare, anche se tuttora poco studiata in questa fascia di età. Inoltre, anche la spirometria convenzionale si è recentemente dimostrata fattibile in età prescolare e sono stati proposti dei criteri di accettabilità appositamente adattati a questa fascia d'età [4].

Nel *bambino collaborante* (età > 6 anni), la spirometria fornisce al medico l'opportunità di accertare la normalità ed il grado di anomalia della funzione respiratoria. Assume un ruolo particolarmente importante nel percorso diagnostico, nel *follow-up* clinico-funzionale e nella valutazione prognostica. L'appropriatezza della sequenza delle procedure e l'applicazione di norme di controllo igienico, sono indispensabili per la qualità dei risultati. E' necessario considerare il concetto di "valori predetti", suscettibile di variazioni imputabili ai fisiologici meccanismi di crescita e sviluppo di organi ed apparati. Con la spirometria semplice è possibile identificare, oltre al normale, almeno 3 patterns di condizione respiratoria patologica:
1) la disfunzione ventilatoria di tipo ostruttivo;
2) la disfunzione ventilatoria di tipo restrittivo;
3) l'ostruzione al flusso di aria lungo di vie aeree centrali e periodiche.

Il test di broncodilatazione è una prova essenziale nella valutazione della reversibilità dell'ostruzione [4]. Infine i test di broncoprovocazione (eseguiti utilizzando come stimolo la metacolina o lo sforzo fisico) possono essere eseguiti in casi selezionati.

Bibliografia

1. Castro-Rodriguez JA, Holberg CJ, Wright AL, Martinez FD (2000) A clinical index to define risk of asthma in young children with recurrent wheezing. Am J Resp Crit Care Med 162:1403-1406
2. Bergmann RL, Edenharter G, Bergmann KE et al (1998) Atopic dermatitis in early infancy predicts allergic airway disease at 5 years. Clin Exp Allergy 28(8): 965-970
3. Marseglia GL, Barberi S, Scaramuzza C et al (2003) La rinite allergica. In: Vierucci A (ed) Allergologia pediatrica. Selecta Medica, Pavia, pp. 226-227
4. AAVV (2006) Pneumologia pediatrica: prove di funzionalità respiratoria in età pediatrica. Primula, Pisa

Algoritmo 10
Terapia delle patologie respiratorie

A.L. Boner, L. Pecorari

Gestione dell'asma basata sul controllo per bambini > 5 anni, adolescenti e adulti	
Livello del controllo	**Azione terapeutica**
Controllo totale	Trovare e mantenere lo step minimo che assicura il controllo
Controllo parziale	Considerare lo step superiore per ottenere il controllo
Fuori controllo	Salire di livello fino a raggiungere il controllo
Esacerbazione	Trattare come esacerbazione

← riduzione   *Step* terapeutici   aumento →

Step 1	Step 2	Step 3	Step 4	Step 5
Intervento educazionale per l'asma Controllo ambientale				
β_2-agonisti rapidi inalatori al bisogno	β_2-agonisti rapidi inalatori al bisogno*			
	Opzioni (una a scelta)	Opzioni (una a scelta)	Aggiungi (una o più)	Aggiungi (una o entrambe)
	CSI** a basso dosaggio	CSI** a medio dosaggio (bambini)	CSI** a medio o alto dosaggio + LABA	
	Anti-leucotrienico (seconda scelta)	CSI a basso dosaggio + LABA*** (adolescenti)		
		CSI a basso dosaggio + anti-leucotrienico	Anti-leucotrienico	Terapia come Step 4
		CSI a basso dosaggio + teofillina a lento rilascio		+
			Teofilina a lento rilascio	
				Cortisonici orali (alla dose più bassa) e/o Anti-IgE

* La terapia sintomatica al bisogno con β_2-agonisti a rapida azione è raccomandata per ogni livello di trattamento (**evidenza A**). È riservata in via esclusiva (Step 1) ai pazienti non trattati che presentano occasionalmente sintomi diurni o, ancor più raramente, notturni, di breve durata (poche ore). La molecola di scelta è il salbutamolo.
** Corticosteroide inalatorio.
*** LABA (Long-Action Beta Agonist) è una classe di agonisti beta-2-adrenergici a lunga durata d'azione. Sono broncodilatatori che provocano un rilassamento della muscolatura delle vie aeree a livello polmonare.

Le patologie respiratorie che si possono associare alla dermatite atopica sono l'asma bronchiale e la rinite allergica. Generalmente, entro i 5 anni di età, il 50% dei soggetti con dermatite atopica precoce e familiarità per allergia sviluppa patologia allergica delle vie aeree. Nell'arco della propria vita l'80% dei bambini con dermatite atopica può sviluppare disturbi respiratori allergici che si manifestano con asma nel 40-50% dei casi. Spesso si osserva l'attenuarsi della sintomatologia cutanea al comparire di quella respiratoria, anche se il 15-30% dei soggetti con eczema può avere concomitantemente asma. La presa in carico globale del bambino con dermatite atopica prevede pertanto anche la gestione della patologia respiratoria.

L'algoritmo terapeutico dell'asma deve tenere in considerazione la gravità della malattia (Tabella 1) con l'obiettivo di raggiungere un adeguato controllo della stessa (Tabella 2), variando la strategia terapeutica in rapporto alla risposta ai farmaci (vedi Algoritmo).

Per quanto riguarda la rinite allergica, classicamente distinta in stagionale o perenne, viene ora classificata in *intermittente e persistente* (in funzione della durata) e in *lieve e moderata-grave* (in funzione della severità) [1]. La rinite lieve viene per lo più trattata con antistaminici per via orale, quella moderata-grave con steroidi per via nasale.

Tabella 1. Classificazione clinica di gravità dell'asma prima del trattamento. Da GINA* 2006

	Intermittente	Persistente lieve	Persistente moderata	Persistente grave
Sintomi diurni	< 1 volta/ settimana	> 1 volta/ settimana ma < 1 volta/die	quotidiani	quotidiani
Sintomi notturni	≤ 2 volte/ mese	> 2 volte/ mese	> 1 volta/ settimana	frequenti
FEV_1** o PEF***	≥80% del predetto	≥80% del predetto	60-80% del predetto	≤60% del predetto
Variabilità di PEF o FEV_1	< 20%	20-30%	> 30%	> 30%
Esacerbazioni	brevi	possono influenzare l'attività e il sonno	possono influenzare l'attività e il sonno	frequenti con limitazione dell'attività fisica

Nota: La presenza di almeno un criterio è sufficiente per classificare un paziente in un determinato livello (se un paziente ha criteri che stanno su diversi livelli si assume il livello più grave).

* GINA (*Global INitiative for Asthma*) è un'organizzazione che lavora in collaborazione con la classe medica e le autorità regolatorie per la cura dell'asma.
** FEV_1 (*Forced Expiratory Volume* in 1 second) è la sigla usata in spirometria per indicare il volume di aria espirata nel corso del primo secondo di una espirazione massima forzata.
*** PEF (*Peak Expiratory Flow*) rappresenta il picco di flusso espiratorio nei primi 150 msec. Nella spirometria invece è necessaria una espirazione forzata di almeno 3-4 secondi nel bambino e di 6 nell'adulto.

Tabella 2. Livelli di controllo dell'asma. Da GINA 2006

Caratteristica	Controllata (tutte le seguenti)	Parzialmente controllata (una caratteristica qualsiasi presente in una settimana qualsiasi)	Non controllata
Sintomi diurni	Nessuno ($\leq$2 volte/ settimana)	> 2 volte/ settimana	Presenza di tre o più caratteristiche della asma parzialmente controllata in qualsiasi settimana
Limitazione delle attività per asma	Nessuna	Qualsiasi	
Sintomi/risvegli notturni per asma	Nessuno	Qualsiasi	
Necessità di trattamento al bisogno	Nessuno ($\leq$2 volte/ settimana)	> 2 volte/ settimana	
Funzionalità respiratoria (PEF o FEV$_1$)	Normale	< 80% del predetto o del miglior valore personale (se noto)	
Esacerbazioni	Nessuna	Una o più/ anno*	Una alla settimana**

* Ogni riacutizzazione deve far prontamente rivalutare sia l'adesione al regime terapeutico sia il livello della terapia di fondo per assicurarsi che siano adeguate.
** Per definizione, una riacutizzazione in una qualsiasi settimana rende tale settimana non controllata per l'asma.

Letture consigliate

- Bousquet J, van Cauwerberge P, Khaltaev N et al (2001) Allergic rhinitis and its impact on asthma. J Allergy Clin Immunol 108:S147-S334

Algoritmo 11

Diagnosi delle patologie intestinali

A. Fiocchi, A. Martelli, D. Ghiglioni, M. Corvo

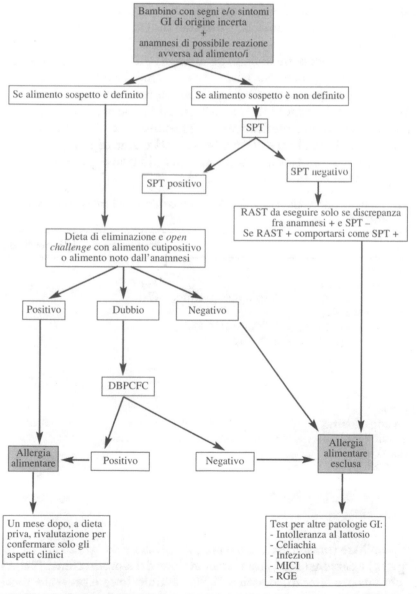

DBPCFC = Double-Blind Placebo Controller Food Challenge (test di provocazione orale controllato con placebo in doppio cieco)
MICI = Malattie Infiammatorie Croniche Intestinali
RGE = Reflusso Gastro Esofageo
SPT = *Skin Prick Test*

Introduzione

Il termine allergia alimentare (AA) comprende tutte le reazioni avverse ad alimenti scatenate da meccanismi immunologici sia IgE (rapida comparsa di sintomi, <2 ore) che non IgE-mediati (comparsa tardiva dei sintomi, > 2 ore)[1]. Il termine "non IgE mediato" indica che, pur essendo implicato un meccanismo immunitario, le reagine non sono coinvolte.

Alcuni autori ritengono positive le reazioni tardive al test di provocazione orale (TPO) che si verificano entro tempi assai diversi: 7 [2], 9 [3] o 14 [4] giorni. Entro tali periodi però la diagnosi di reazione ritardata può essere ardua perché, quando il bambino è tornato a casa, fattori ambientali multipli (emotivi, climatici, occasionali, legati all'attività fisica o sportiva) possono rendere molto variegata l'interpretazione diagnostica.

Nei bambini con dermatite atopica gli alimenti più spesso responsabili di AA sono: latte vaccino, soia, grano, riso, pesce, uovo, pomodoro e arachidi [5]. Nei bambini con AA e disturbi gastrointestinali gli alimenti sono analoghi anche se il latte vaccino, frequentemente responsabile di allergia alimentare nel bambino nei primi anni di vita, non è risultato significativamente responsabile di disturbi gastro-intestinali in un gruppo di bambini di 7-16 anni, con età media di 12 anni [6]. Le manifestazioni cliniche gastrointestinali delle AA sono diverse e possono associarsi a sintomatologia extraintestinale [7] (Tabella 1).

Tabella 1. Manifestazioni cliniche delle AA e importanza del meccanismo IgE mediato

Sintomi	Meccanismo IgE-mediato
Sintomi intestinali	
• Sindrome orale allergica	+++
Gastroenteropatie eosinofiliche (esofagite, gastrite, enterocolite, colecistite)	+/-
• Enterite, colite, enterocolite, proctite, proctocolite, malattia da reflusso gastroesofageo, stipsi	-
Sintomi respiratori	
• Rinite	++
• Asma	++
• Alveolite	+
Sintomi cutanei	
• Orticaria e angioedema	++
• Eczema atopico	+
Sintomi sistemici	
• Anafilassi, shock	+++

Il test di provocazione orale: il "gold standard" della diagnosi

L'anamnesi familiare (presenza di uno o più parenti di primo grado affetti da patologie allergiche) e personale con attenta valutazione dei sintomi clinici (Tabella 2) è il cardine per iniziare l'iter diagnostico. Il TPO è indicato se è presente anche uno solo dei criteri riportati nella Tabella 2.

Tabella 2. Principali elementi clinico-laboratoristici suggestivi di allergia alimentare. Da [7]

Chiara relazione temporale tra ingestione di un particolare alimento e insorgenza dei sintomi

Contemporanea presenza di altre manifestazioni di atopia (es. dermatite atopica, orticaria, asma)

Dati di laboratorio suggestivi di patologia allergica (es. eosinofilia, presenza di IgE specifiche per l'alimento sospetto - in caso di disturbi IgE-mediati)

Mancata risposta clinica alle terapie convenzionali per disturbi gastrointestinali (es. malattia da reflusso gastroesofageo, stipsi, diarrea)

Assenza di altre possibili cause per le manifestazioni cliniche

Risposta clinica alla dieta di esclusione

Il TPO viene eseguito dopo un'adeguata presentazione del programma diagnostico alla famiglia e previo ottenimento del consenso informato da parte di entrambi i genitori/tutori del bambino (Box 1). Se non c'è stata risposta clinica alla dieta di eliminazione, la reintroduzione degli alimenti non determina generalmente alcuna modificazione del quadro clinico. Nel caso di chiara risposta clinica alla dieta di esclusione, il TPO viene programmato come passaggio successivo nel percorso diagnostico per la conferma della diagnosi di AA e in caso di esclusione di più alimenti, per identificare quali sono gli alimenti realmente coinvolti. La valutazione della risposta clinica alla dieta di eliminazione è una premessa essenziale per un corretto approccio diagnostico al bambino con sospetta AA. Il TPO diagnostico viene eseguito, dopo 2- 4 settimane di dieta di eliminazione [8], ricordando che 2 settimane sono il minimo periodo di sospensione dell'alimento prima del challenge [9]. Di

Box 1

Il consenso informato al test di provocazione orale con alimenti
Il sottoscritto..
informato dal dott. .... della malattia di cui è affetto
mio figlio e sulle varie possibilità diagnostiche, accetto che mio figlio sia sottoposto
al test di provocazione orale con alimenti
*   a) in aperto*
*   b) in cieco singolo*
*   c) in doppio cieco contro placebo*
Sono a conoscenza che le reazioni più frequenti conseguenti a tale test diagnostico
sono: diarrea, vomito, rash, orticaria, peggioramento della dermatite atopica, prurito alle labbra, edema al volto.
So anche che occasionalmente può verificarsi una reazione generalizzata di tipo anafilattico.

Milano,   Firma di entrambi i genitori..

*   ....*

norma si preferisce raccomandare, nel caso di disturbi gastro-intestinali, la scrupolosa eliminazione dell'alimento e dei suoi derivati nelle 4 settimane che precedono la prova. La durata di questo periodo è utile sia per avere un congruo intervallo temporale durante il quale osservare, con un diario domiciliare, l'eventuale modificazione dell'alvo, sia per consentire la riepitelizzazione della mucosa enterica nelle aree ipoteticamente danneggiate dal contatto con l'alimento offendente. Nel caso di sospetta allergia alle proteine del latte vaccino con significativi disturbi gastrointestinali si raccomanda, nella fase precedente al TPO, l'utilizzo o di una formula estensivamente idrolizzata o di una miscela di aminoacidi in modo che l'alimento, sia il più scevro possibile da residuo potere allergenico [10, 11].

Frequentemente il bambino giunge alla nostra osservazione già a dieta di esclusione. In questo caso è importante valutare la correttezza della dieta (durata, esclusione completa dell'alimento sospetto, apporto nutrizionale) e le condizioni cliniche generali del bambino. Prima di eseguire il TPO è importante che il bambino sia in buone condizioni cliniche generali, non presenti febbre, vomito, diarrea, dolori addominali o sintomi respiratori e, nel caso di sintomatologia cutanea associata, che la dermatite atopica sia stabilizzata [2, 10].

Può essere utile raccogliere anche informazioni sullo stato di salute attuale di eventuali fratelli e conviventi per poter escludere uno stato di incubazione per patologie infettive che, manifestandosi durante il test, ne potrebbero limitare l'attendibilità diagnostica. Solo in casi selezionati, laddove può persistere qualche dubbio sulla normale funzione gastrointestinale, può essere utile effettuare prima del TPO, alcuni test non invasivi per monitorare la funzione/flogosi intestinale (test di permeabilità intestinale, determinazione dei livelli fecali di calprotectina e di proteina cationica eosinofilica), per poter confermare un normale stato del tratto gastrointestinale.

Interpretazione dei risultati

Sia per il TPO in aperto che per quello in cieco, è bene che il paziente non sia accidentalmente esposto a rischio di contrarre infezioni nosocomiali o di assumere altri alimenti presenti nell'ambiente che potrebbero falsare l'interpretazione della procedura diagnostica. Nel caso di ricovero in reparto è indispensabile provvedere all'isolamento del bambino predisponendo una stanza solo per madre e bambino. È bene registrare con attenzione le condizioni cliniche e la presenza di sintomi gastrointestinali o extraintestinali eventualmente presenti nei giorni precedenti il TPO. Solo una chiara e oggettiva reazione successiva all'ingestione dell'alimento oggetto di TPO permette di definire la positività del test. In alcuni casi, come per il vomito, bisogna far attenzione a distinguere reazioni di tipo psicologico o reazioni di opposizione alla forzatura ed è importante osservare severità e numero di episodi per poter definire con certezza un TPO positivo. L'interpretazione del TPO (specie se in presenza di sintomi prevalentemente soggettivi) può avvalersi dell'uso di test di funzione/flogosi intestinale da praticare prima e dopo l'assunzione dell'alimento (calprotectina fecale, proteina cationica eosinofila fecale e test di permeabilità intestinale con doppio zucchero). Occorre ricordare però che la variazione di tali parametri è, per ora, strumento di valutazioni sperimentali.

Ma qual è il limite oltre il quale possiamo etichettare come positivo per reazioni gastrointestinali un TPO? Non esiste né un valore limite in uno score globale, né un numero di episodi di vomito o feci diarroiche oltre il quale il test può essere considerato sicuramente positivo. È sempre e solo l'esperienza del pediatra nel gestire e valutare tali situazioni a consentirgli una sintesi diagnostica che, nei casi dubbi, rimane meritevole di conferme anche con l'esecuzione di un nuovo test. La valutazione clinica pre- e post-TPO, attraverso anche l'analisi scrupolosa del diario giornaliero stilato dai genitori, é lo strumento più importante su cui poggia la diagnosi definitiva.

La patologia eosinofila gastro-intestinale

La gastroenterite allergica eosinofila è caratterizzata da sintomatologia intestinale postprandiale accompagnata da perdita di peso nell'adulto e scarso accrescimento nel bambino. Nei pazienti con diagnosi di gastroenterite eosinofila spesso non è possibile dimostrare la presenza di allergia alimentare IgE mediata. La gastroenterite eosinofila è rara negli adulti e l'allergia alimentare ne è raramente la causa. La sola presenza di eosinofila non è patognomonica di allergia alimentare.

L'esofagogastroenteropatia eosinofila (esofagogastroenterite eosinofila, esofagite eosinofila, enterocolite eosinofila, enterocolite o proctite da proteine alimentari) può essere dovuta, in alcuni pazienti, ad una reazione IgE mediata ad alimenti e si manifesta con nausea postprandiale e vomito, dolori addominali, diarrea (occasionalmente steatorrea), perdita di peso nell'adulto e scarso accrescimento nel bambino. Le reazioni possono presentarsi lungo tutto il tratto gastrointestinale dall'esofago fino al retto e comprendono l'esofagite eosinofila, la gastrite eosinofila e l'enterocolite eosinofila [12-15].

Le lesioni istopatologiche, caratterizzate da un elevato numero di eosinofili, sono state documentate dagli esami bioptici effettuati in ogni area del tratto intestinale dall'esofago al retto.

La modalità è stata associata a reazioni IgE mediate in un piccolo numero di pazienti. I bambini affetti da gastroenteropatia eosinofila che hanno sintomatologia scatenata dall'assunzione di alimenti generalmente hanno altri problemi allergici, IgE seriche elevate e possono avere, oppure no, prick test positivi per molti alimenti ed inalanti, eosinofilia nel sangue periferico, anemia sideropenica e ipoalbuminemia [16, 17]. Raramente i pazienti possono presentare addome acuto da ostruzione intestinale acuta, perforazione intestinale, masse duodenali o sintomi analoghi a quelli di un'appendicite acuta, di un tumore pancreatico o di un'ulcera duodenale [18-27].

La malattia da reflusso gastro-esofageo

Un discorso a parte merita una patologia frequente nell'età pediatrica: la malattia da reflusso gastroesofageo (MRGE).

La diagnosi di MRGE secondaria, ad esempio, ad allergia alle proteine del latte vaccino (APLV) è spesso poco agevole, ed anche i meccanismi attraverso cui le Proteine del latte vaccino (PLV) inducono anomalie della motilità gastroesofagea sono ancora poco definiti [28]. Il parametro più affidabile per dirimere il dubbio diagnostico è l'osservazione di un chiaro miglioramento clinico durante una rigorosa dieta di esclusione senza PLV, e di un successivo peggioramento in seguito alla reintroduzione delle PLV nella dieta.

Il percorso diagnostico nel bambino con sospetta MRGE secondaria ad APLV prevede la valutazione di:
- *anamnesi*, per valutare la familiarità allergica e i rapporti temporali tra insorgenza della sintomatologia e assunzione delle PLV;
- *sintomatologia clinica*, per identificare la reale presenza di MRGE, per escludere altre possibili eziologie di MRGE secondaria e per la ricerca di eventuali altri segni clinici concomitanti di allergia (ad esempio dermatite atopica);
- *terapia farmacologica*. Una volta effettuata una diagnosi di MRGE, oltre alle raccomandazioni comportamentali (postura anti-reflusso, evitare posture con pressioni extra-addominali, ecc) si prescrive terapia medica, per almeno 14 giorni, con inibitori dell'acidità gastrica: anti-H2 (ranitidina, 5-10 mg/kg/die suddivisi in 2 dosi) o inibitori di pompa protonica (omeprazolo 1-3 mg/kg/die in monosomministrazione). In mancanza di una chiara risposta clinica dopo almeno 14 giorni di terapia farmacologica ed in assenza di altre possibilità diagnostiche di MRGE secondaria, è legittimo sospettare la presenza di una allergia alimentare alla base della sintomatologia;
- *dieta di esclusione*, che dovrebbe essere sempre effettuata con un idrolisato spinto (eHF) [29]. Nel caso in cui il lattante sia ancora esclusivamente allattato al seno si deve proporre, alla nutrice, una dieta rigorosamente priva di PLV [2]. E' sempre utile concordare attentamente con i genitori i parametri di valutazione dell'efficacia della dieta di esclusione, magari utilizzando un diario giornaliero dettagliato del comportamento del lattante. Se non si osserva alcuna modificazione nel quadro clinico può essere esclusa, con ragionevole certezza, la diagnosi di APLV. Se si verificano miglioramenti occorre programmare il test di provocazione orale per ottenere la conferma diagnostica;
- *test di provocazione orale*, in aperto o in cieco nel caso che il piccolo sia ospedalizzato.

Alcune valutazioni su esami diagnostici utilizzabili durante il percorso diagnostico:
- non servono di norma RAST e *Skin Prick Test* (SPT) per PLV e frazioni, trattandosi in genere di reazioni allergiche non-IgE mediate. Promettente, ma meritevole di nuove conferme, è l'ausilio diagnostico dell'*Atopy Patch Test* (APT) con latte fresco [30, 31]. In ogni caso non bisognerà mai proporre una dieta di esclusione o una diagnosi di APLV solo sulla base della positività di questi test allergologici;
- lo studio ecografico esofageo non fa altro che evidenziare quanto già si è in grado di osservare clinicamente: i reflussi gastro-esofagei. Quindi ha scarso valore diagnostico anche in virtù del breve tempo di osservazione;

- il tracciato della pH-metria è poco utile per poter distinguere una MRGE primitiva da una forma secondaria ad APLV [32];
- la valutazione dell'eosinofilia nella mucosa del tratto gastro-esofageo non è un parametro caratteristico esclusivo della MRGE secondaria ad APLV [33]. Può essere utile invece la biopsia esofagea per la ricerca di altri parametri istologici (eotassina, infiltrato di linfociti T) in corso di esofagogastroscopia, specie per distinguere la MRGE secondaria ad APLV dalla esofagite eosinofila (dove si osserva un numero di eosinofili >20-24 per campo) che può presentarsi, specie nei bambini più piccoli, con un quadro clinico molto simile ad una MRGE [34]. La metodica immunoistochimica per il dosaggio dell'eotassina è appannaggio però di pochissimi centri e quindi, al momento, di fatto non realizzabile di routine.

Bibliografia

1. Bindslev-Jensen C, Ballmer-Weber BK, Bengtsson U et al (2004) Standardization of food challenges in patients with immediate reactions to food – position paper from the European Academy of Allergology and Clinical Immunology. Allergy 59(7): 690-697
2. Bishop JM, Hill DJ, Hosking CS (1990) Natural history of cow milk allergy: clinical outcome. J Pediatr 116(6): 862-7
3. Hill DJ, Firer MA, Ball G, Hosking CS (1993) Natural history of cow's milk allergy in children: immunological outcome over 2 years. Clin Exp Allergy 23(2): 124-31
4. Bahna SL (1994) Blind food challenge testing with wide-open eyes. Ann Allergy 72(3): 235-8
5. Sampson HA (1988) Jerome Glaser lectureship. The role of food allergy and mediator release in atopic dermatitis. J Allergy Clin Immunol 81(4): 635-45
6. Paajanen L, Korpela R, Tuure T et al (2005) Cow milk is not responsible for most gastrointestinal immune-like syndromes-evidence from a population-based study. Am J Clin Nutr 82(6): 1327-35
7. Sicherer SH (2003) Clinical aspects of gastrointestinal food allergy in childhood. Pediatrics 111: 1609-1616
8. Høst A, Andrae S, Charkin S et al (2003) Allergy testing in children: why, who, when and how? Allergy 58(7): 559–569
9. American College of Allergy, Asthma, & Immunology (2006) Food allergy: a practice parameter. Ann Allergy Asthma Immunol 96(3 Suppl 2): S1-68
10. Bock SA (2003) Diagnostic evaluation. Pediatrics 111: 1638-44
11. Sicherer SH, Noone SA, Koerner CB et al (2001) Hypoallergenicity and efficacy of an amino acid-based formula in children with cow's milk and multiple food hypersensitivities. J Pediatr 138(5): 688-93
12. Ong GY, Hsu CC, Changchien CS et al (2002) Eosinophilic gastroenteritis involving the distal small intestine and proximal colon. Chang Gung Med J 25(1): 56-61
13. Chaudhary R, Shrivastava RK, Mukhopadhyay IIC et al (2001) Eosinophilic gastritis: an unusual cause of gastric outlet obstruction. Indian J Gastroenterol 20(3): 110
14. Matsushita M, Hajiro K, Morita Y et al (1995) Eosinophilic gastroenteritis involving the entire digestive tract. Am J Gastroenterol 90(10): 1868-1870
15. Blankenberg FG, Parker BR, Sibley E, Kerner JA (1995) Evolving asymmetric hypertrophic pyloric stenosis associated with histologic evidence of eosinophilic gastroenteritis. Pediatr Radiol 25(4): 310-311
16. Scudamore HH, Phillips SF, Swedhund HA, Gleich GJ (1982) Food allergy manifested by eo-

sinophilia, elevated immunoglobulin E level, and protein-losing enteropathy: the syndrome of allergic gastroenteropathy. J Allergy Clin Immunol 70(2):129-138

17. Kay MH, Wyllie R, Steffen RM (1995) The endoscopic appearance of eosinophilic gastroenteritis in infancy. Am J Gastroenterol 90(8): 1361-1362

18. Redondo-Cerezo E, Cabello MJ, Gonzalez Y et al (2001) Eosinophilic gastroenteritis: our recent experience: one year experience of atypical onset of an uncommon disease. Scand J Gastroenterol 36(12):1358-1360

19. Wiesner W, Kocher T, Heim M, Bongartz G (2002) CT findings in eosinophilic enterocolitis with predominantly serosal and muscular bowel wall infiltration. JBR-BTR 85(1): 4-6

20. Tran D, Salloum L, Tshibaka C, Moser R (2000) Eosinophilic gastroenteritis mimicking acute appendicitis. Am Surg 66(10): 990-992

21. Madhotra R, Eloubeidi MA, Cunningham JT et al (2002) Eosinophilic gastroenteritis masquerading as ampullary adenoma. J Clin Gastroenterol 34(3): 240-242

22. Huang FC, Ko SF, Huang SC, Lee SY (2001) Eosinophilic gastroenteritis with perforation mimicking intussusception. J Pediatr Gastroenterol Nutr 33(5): 613-615

23. Siahanidou T, Mandyla H, Dimitriadis D et al (2001) Eosinophilic gastroenteritis complicated with perforation and intussusception in a neonate. J Pediatr Gastroenterol Nutr 32(3): 335-337

24. Redondo-Cerezo F, Moreno-Platero JJ, Garcia-Dominguez E et al (2000) Comments to a report: eosinophilic gastroenteritis presenting as an obstructing cecal mass: review literature and our own experience. Am J Gastroenterol 95(12): 3655-3657

25. Euscher E, Vaswani K, Frankel W (2000) Eosinophilic pancreatitis: a rare entity that can mimic a pancreatic neoplasm. Ann Diagn Pathol 4(6): 379-385

26. Markowitz JE, Russo P, Liacouras CA (2000) Solitary duodenal ulcer: a new presentation of eosinophilic gastroenteritis. Gastrointest Endosc 52(5): 673-676

27. Tsai MJ, Lai NS, Huang YF et al (2000) Allergic eosinophilic gastroenteritis in a boy with congenital duodenal obstruction. J Microbiol Immunol Infect 33(3): 197-201

28. Heine RG (2006) Gastroesophageal reflux disease, colic and constipation in infants with food allergy. Curr Opin Allergy Clin Immunol 6(3): 220-5

29. Garzi A, Messina M, Frati F et al (2002) An extensively hydrolysed cow's milk formula improves clinical symptoms of gastroesophageal reflux and reduces the gastric emptying time in infants. Allergol Immunopathol (Madr) 30(1): 36-41

30. De Boissieu D, Waguet JC, Dupont C (2003) The atopy patch test for detection of cow's milk allergy with digestive symptoms. J Pediatr 142(2): 203-5

31. Canani RB, Ruotolo S, Auricchio L et al (2007) Diagnostic accuracy of the atopy patch test in children with food allergy-related gastrointestinal symptoms. Allergy 62(7): 738-43

32. Nielsen RG, Bindslev-Jensen C, Kruse-Andersen S, Husby S (2004) Severe gastroesophageal reflux disease and cow milk hypersensitivity in infants and children: disease association and evaluation of a new challenge procedure. J Pediatr Gastroenterol Nutr 39(4): 383-91

33. Nielsen RG, Fenger C, Bindslev-Jensen C, Husby S (2006) Eosinophilia in the upper gastrointestinal tract is not a characteristic feature in cow's milk sensitive gastro-oesophageal reflux disease. Measurement by two methodologies. J Clin Pathol 59(1): 89-94

34. Butt AM, Murch SH, Ng CL et al (2002) Upregulated eotaxin expression and T cell infiltration in the basal and papillary epithelium in cows' milk associated reflux oesophagitis. Arch Dis Child 87(2): 124-30

Algoritmo 12

Il trattamento dietetico del lattante con allergia alle proteine del latte vaccino

G. Cavagni, M.C. Artesani, S. Donnanno, G. Trimarco, C. Riccardi

Anamnesi:
sintomi, ricorrenza, rapporto temporale e gravità delle reazioni con l'assunzione delle PLV

Terapia di emergenza dell'anafilassi
- Adrenalina sc
- Antistaminici ev, idrocortisone ev

Educazione terapeutica
- Scuola dell'atopia
- Materiale cartaceo
- Materiale video
- Internet

Dieta priva di epitopi allergizzanti del LV
- Formule idrolisate spinte
- Formule a base di soia
- Formule a base di aminoacidi di sintesi

Terapia d'organo
- Broncodilatatori locali
- Steroidi locali

Terapia sistemica
- Antistaminici
- Steroidi sistemici
- Miscellanea

PLV = Proteine del Latte Vaccino

Introduzione

Il solo provvedimento efficace nell'allergia alimentare in genere e nell'allergia alle proteine del latte vaccino (APLV) in particolare, consiste nella completa eliminazione dell'alimento di provata azione offendente. Quando il bambino è allattato al seno le restrizioni dietetiche vanno proposte alla mamma. Fortunatamente l'allergia alimentare tende ad acquisire nel tempo una tolleranza nei confronti dell'allergene. All'età di 3-5 anni, infatti, tollerano il latte tutti i bambini con APLV di tipo non IgE mediato e circa il 75 % dei bambini con APLV IgE mediata, il 15% dei quali è ancora allergico all'età di 8.6 anni [1, 2]. Oggi sono disponibili numerose alternative al latte vaccino per l'allattamento artificiale del lattante, tutte nutrizionalmente adeguate [3]: formule con idrolisi spinta della caseina e/o delle proteine seriche del latte vaccino, formule a base di aminoacidi, formule a base di soia ed a base di riso. Tuttavia sebbene esistano linee guida sia europee [4] che americane [5], l'impiego di questi prodotti nella gestione del bambino con APLV rimane ancora da chiarire. Il sostituto ideale del latte vaccino dovrebbe essere anallergico, senza reazioni crociate, nutrizionalmente adeguato e di sapore gradevole, cosa quest'ultima particolarmente importante per educare il palato del lattante al gusto.

Caratteristiche immunitarie

In linea generale, la ridotta allergenicità dei prodotti dietetici dovrebbe essere determinata sia *in vitro* con vari metodi immunologici (per esempio IgE binding test, RAST-inibizione, immunoelettroforesi, ELISA) che con tests *in vivo* (*skin prick test, atopy patch test* e test di provocazione orale). Infatti la sola caratterizzazione *in vitro* della dimensione dei peptidi, dell'immunogenicità e dell'allergenicità può costituire un parametro di valutazione per il controllo di qualità dei prodotti, per assicurare una uniformità tra i diversi lotti così come per l'etichettatura, ma non è in grado di predire gli effetti immunogeni o allergenici nel bambino. Perciò la regolamentazione della UE, arbitrariamente, consente di etichettare come "a ridotta allergenicità" le formule sostitutive del latte vaccino che abbiano un contenuto di proteine immunoreattive inferiore all'1% del totale delle sostanze contenenti azoto. Ma non esiste evidenza che questa dose-soglia assicuri una ridotta immunogenicità clinica, tanto più che la dose in grado di indurre una reazione allergica varia sia inter- che intra-individuo con il tempo. Pertanto tutti i prodotti definiti ipoallergenici contengono comunque un'antigenicità residua, tranne le miscele di aminoacidi il cui uso, però, è gravato dal sapore sgradevole, dal costo e dalle informazioni nutrizionali ancora carenti. L'American Academy of Pediatrics (AAP) [5], l'European Society for Paediatric Allergology and Clinical Immunology (ESPACI) e l'European Society for Paediatric Gastroenterology, Hepatology and Nutrition (ESPGHAN) [4] considerano come prodotti dietetici per gli allergici al latte quelli che abbiano dimostrato di essere tollerati in almeno il 90% (con un C.I. del 95%) dei bambini con documentata allergia. Inoltre raccomandano che, dopo un test di provocazione orale (TPO) in doppio cieco in cui l'alimento è stato assunto senza reazioni, ne sia verificata la tolleranza anche con un TPO controllato in aperto per un periodo di 7 giorni [5].

Idrolizzati di proteine del latte vaccino

Possono essere distinti in 3 tipi: con il 100% di proteine seriche, con il 100% di caseina e misti, con una proporzione di sieroproteine e caseina di 60/40 [6]. Inoltre sono stati fatti numerosi tentativi per classificare i diversi prodotti in base al grado di idrolisi proteica, ma non c'è consenso unanime sui precisi criteri su cui basare tale classificazione. L'allergenicità di queste formule viene ridotta attraverso passaggi che prevedono il trattamento termico (per la denaturazione degli epitopi conformazionali), l'idrolisi enzimatica spinta (per la denaturazione degli epitopi sequenziali) e l'ultrafiltrazione (per rimuovere i peptidi di maggior peso molecolare), oltre alla pastorizzazione (che però ha uno scarsissimo effetto sull'allergenicità). Tuttavia possono residuare macroaggregati proteici ad alto peso molecolare (PM) resistenti ad enzimi e calore riconosciuti dalle IgE per il latte cui il bambino era già allergico (reazione crociata per il mantenimento di epitopi condivisi) e causare gravi reazioni. Le formule a base di proteine parzialmente idrolizzate (formule dette HA) non vanno solo scoraggiate ma vanno assolutamente bandite sia dal trattamento dell'allergia al latte sia per la prevenzione.

Le *formule con idrolisi spinta (idrolizzati spinti)* contengono peptidi di PM inferiore a 1500 Dalton [6]: essi rientrano nella definizione di "ipoallergenicità" dell'AAP sopra riportata in quanto sono efficaci in più del 90% dei pazienti con allergia alle proteine del latte vaccino, con sporadiche segnalazioni di reazioni da ipersensibilità. Tali formule sono raccomandate anche per la prevenzione delle malattie allergiche nei soggetti ad alto rischio [4, 5].

Da alcune esperienze risulterebbe che, tra gli idrolisati spinti, quelli a base di caseina siano quelli meglio tollerati, anche se di sapore meno gradevole.

Formule a base di aminoacidi di sintesi (o diete elementari)

Le evidenze mostrano che queste e le formule con idrolisi spinta sono egualmente efficaci nel risolvere i sintomi gastrointestinali e cutanei dell'allergia al latte non complicata. Esiste tuttavia una discreta percentuale di soggetti (2–10%, che raggiunge il 40% nei prematuri e nei nati a termine con forme più complesse di APLV) con allergia al latte ed intolleranza agli idrolizzati spinti che risponde favorevolmente alle formule a base di aminoacidi. Questi bambini sono quelli che più frequentemente sviluppano i sintomi già durante l'allattamento materno e manifestano reazioni gastrointestinali ritardate non IgE-mediate, incluse malattia da reflusso gastroesofageo, enterocoliti o proctiti e sindromi gastroenteriche, così come dermatite atopica severa; inoltre molti di questi bambini presentano allergie alimentari multiple. Tali reazioni a lenta evoluzione sono probabilmente cellulo-mediate e innescate da epitopi residui presenti nelle formule o nel latte materno, in associazione con un danno di fondo nel meccanismo della tolleranza orale TGF-β-dipendente. Non tutti gli studi riportano la completa risoluzione della sintomatologia con il passaggio dalle formule con idrolisi spinta alle formule a base di aminoacidi, sebbene siano casi davvero rari [7].

Latte di altri mammiferi

La maggior parte delle proteine del *latte di capra* e di *pecora* presenta un'omologia con quelle del latte vaccino: i soggetti allergici al latte possono reagire, anche già dalla prima esposizione, al latte ovino, che pertanto non deve assolutamente essere consigliato ai bambini allergici. Il *latte di equini* è più promettente perchè più simile al latte di donna che al latte vaccino; diversamente dal latte dei ruminanti, ha una composizione simile a quella umana quanto a contenuto di caseina e di sieroproteine, alta concentrazione di aminoacidi essenziali e ricchezza di acidi grassi polinsaturi a catena lunga; inoltre il simile elevato contenuto di lattosio lo rende di sapore particolarmente gradevole e favorisce l'assorbimento intestinale del calcio. Il *latte di cavalla* è tollerato da alcuni bambini con severa APLV IgE-mediata, ma non è di facile reperibilità. [8] Il *latte di asina*, relativamente più disponibile rispetto a quello di cavalla, è stato tollerato dall'82.6% dei bambini con APLV: tale latte pertanto non può essere formalmente (vedi definizione dell'AAP sopra riportata) definito ipoallergenico, ma il fatto di essere stato gradito e tollerato da ben 38 su 46 bambini (l'82.6%, appunto) con allergie alimentari multiple e che per diversi motivi non potevano assumere né idrolisati spinti né diete elementari né formule a base di proteine di soia, è comunque un dato importante, tanto più che la maggioranza dei soggetti trattati ha mostrato un adeguato sviluppo staturo-ponderale [9]. Anche se si stanno sviluppando degli allevamenti di asine da latte, tale alimento è ancora di difficile reperibilità e relativamente costoso, anche a causa della modesta produzione di latte da parte di quest'animale.

Formule a base di proteine della soia

Queste formule rappresentano una delle prime alternative al latte vaccino e le formulazioni attuali sono adeguate dal punto di vista nutrizionale essendo supplementate con L- metionina, L-carnitina e taurina. Tuttavia l'8-14% dei bambini allergici al latte vaccino reagisce anche alla soia, sebbene i casi di anafilassi siano rari. Uno studio ha registrato una frequenza del 10% di reazioni avverse alle formule a base di proteine della soia, contro il 2% di quelle presentate in corso di allattamento con formule con idrolisi estensiva [10]. In letteratura mancano studi che confrontino direttamente le formule a base di soia con quelle a base di aminoacidi, probabilmente a causa dei "consensus statements" internazionali che controindicano l'uso delle formule a base di soia per la terapia iniziale nei bambini con APLV. Inoltre, alcuni studi mostrano che i soggetti che non tollerano le formule a base di soia hanno un miglioramento dei sintomi e della curva di crescita dopo essere passati all'allattamento con formule a base di aminoacidi [7]. Infine, le formule a base di proteine intatte di soia sono controindicate nei lattanti affetti da proctocolite ed enterocolite non IgE-mediate [5]. Per sopperire alla crescente sensibilizzazione alla soia, sono state commercializzate *formule di idrolisati di proteine della soia* da soli o in associazione a collagene suino prodotto seguendo la normale tecnologia termica di idrolisi enzimatica e di ultra filtrazione.

Formule idrolisate di riso

Di recente sono state introdotte formule a base di idrolisato di riso (HRF) che sono tollerate in bambini con allergia a latte vaccino e/o alla soia. La negatività dell'immunoblotting con HRF nei bambini poliallergici dimostrerebbe che il processo di idrolisi è capace di modificare l'allergenicità delle proteine del riso fino ad abolire la loro capacità di legare le IgE. Pochi sono gli studi sul loro valore nutrizionale a lungo termine; pertanto vanno utilizzate con attenzione verificandone l'effetto sull'accrescimento. E' bene ricordare che queste formule non vanno confuse con le bevande a base di riso, impropriamente denominate "latte di riso", perché queste bevande non sono adattate per le esigenze nutrizionali del bambino spesso poliallergico.

Latte di mandorla

I risultati preliminari dimostrano l'efficacia e la sicurezza di alimenti a base di latte di mandorla in bambini con APLV, non dimostrando alcuna differenza sui percentili di crescita (peso, lunghezza e circonferenza cranica) rispetto a bimbi allattati con idrolisati spinti o di soia [11].

Caratteristiche nutrizionali

Del tutto recentemente sono comparsi in letteratura due studi che confrontano l'effetto delle formule con idrolisi spinta e di quelle a base di proteine della soia sullo stato nutrizionale e sulla crescita dei bambini allergici al latte. Nel primo, lo sviluppo in lunghezza raggiunge i valori medi teorici all'età di 2 anni sia nel gruppo di soggetti allattati con idrolisato spinto di caseina che in quello che assume formule a base di soia; la misurazione del peso-per-lunghezza rimane al di sotto del 50° percentile a 2 anni, ma raggiunge il 50° a 4 anni in entrambi i gruppi. L'introito medio di nutrienti e lo stato nutrizionale rispettano le raccomandazioni internazionali e non differiscono nei due gruppi. Pertanto la scelta dell'una o dell'altra formula dipende largamente dal grado di ipoallergenicità necessario per ciascun bambino. D'altra parte le formule a base di soia sono meno costose e probabilmente più appetibili, il che giustifica il consumo lievemente maggiore delle stesse rispetto agli idrolisati spinti e, di conseguenza, l'incremento relativamente migliore di crescita nel gruppo allattato con la soia [12].

In apparente disaccordo sembrano altri studi che riportano un miglior incremento di peso nel breve termine nei bambini che assumevano idrolisato spinto di caseina rispetto a quelli che assumevano una formula a base di soia, senza differenze significative sull'aumento in lunghezza. Tuttavia, la rilevanza clinica di questo incremento di peso, così come il ruolo degli alimenti introdotti con lo svezzamento, deve ancora essere determinata [13].

Palatabilità

Il sapore non gradevole delle formule alternative al latte vaccino è il principale svantaggio e frequente causa di lamentela. I peptidi prodotti dalla proteolisi hanno infatti un gusto amaro che dipende dalla dimensione del peptide e dalla sua idrofobicità, dal momento che la parte alcool-solubile è la più amara. Inoltre, l'amarezza dipende anche da fattori conformazionali, in quanto solo una parte del peptide interagisce con i recettori gustativi. Alcuni autori sostengono che la frazione 193-201 della betacaseina sia responsabile dell'amarezza dell'idrolisato, mentre altri asseriscono che dipenda dall'enzima proteolitico usato: in questo senso i peptidi ottenuti dall'idrolisi con esopeptidasi avrebbero un gusto migliore perché l'enzima idrolizza proprio i peptici idrofobici.

In uno studio con 25 volontari sani con 12 differenti latti sostitutivi, le formule a base di soia e di riso hanno dimostrato di avere il gusto migliore, seguite dagli idrolisati di sieroproteine. Gli idrolizzati misti e quelli di caseina hanno il sapore peggiore: questo potrebbe dipendere dal fatto che certe frazioni della caseina prodotte dalla sua idrolisi non sono presenti nelle altre formule. Gli idrolisati parziali hanno un sapore più gradevole degli estensivi: questo in accordo con il fatto che il grado di idrolisi determina il rilascio di peptidi che contribuiscono al sapore sgradevole. [6]

Conclusioni

Gli studi dimostrano l'efficacia delle formule con idrolisi estensiva delle proteine del latte vaccino nei lattanti con APLV, senza nessun beneficio addizionale derivante dall'uso di formule a base di aminoacidi, il cui impiego dovrebbe essere riservato ai bambini intolleranti agli idrolisati spinti sia del latte vaccino che di soia. Tuttavia, le evidenze circa l'uso primario di aminoacidi di sintesi nei bambini ad alto rischio di intolleranza agli idrolisati spinti (per esempio lattanti sintomatici durante allattamento materno esclusivo) non sono ancora chiare. Per questo sottogruppo di bambini si potrebbe pensare ad un periodo iniziale di stabilizzazione di alcune settimane con formule a base di aminoacidi prima di passare a quelle ad idrolisi spinta (previo TPO) [7].

Per i lattanti che si rifiutino di assumere gli idrolisati spinti o le formule a base di aminoacidi di sintesi si potrebbe provare il latte di asina.

Va sempre ricordato che, fortunatamente, già dopo l'anno di vita il 50% dei bambini con APLV ha acquisito la tolleranza nei confronti di queste sue proteine; allo stato attuale la strategia prevede l'utilizzo del sostituto più adatto per ciascun lattante provando periodicamente a verificarne l'acquisizione della tolleranza attraverso il TPO. La famiglia va supportata con una chiara comunicazione sulla composizione della dieta e i rischi in caso di trasgressione, specie se l'intolleranza alla latte vaccino permane con la crescita. In questo caso le stesse informazioni dovranno essere trasmesse alla comunità (asilo nido, scuola materna ecc.) frequentata dal bambino. Per migliorare ulteriormente la gestione della malattia, quando è possibile, è bene che nel processo educativo sia coinvolto direttamente il bambino allergico e che vi sia un supporto integrato dell'allergologo, del dietologo e del pediatra in rapporto stretto con la famiglia. [14]

Bibliografia

1. Host A, Halkan S, Jacobsen HP et al (1997) The natural course of cow's milk protein allergy/intolerance. JACI 99: s490
2. Saarinen KM, Pelkonen AS, Makela MJ, Savilahti E (2005) Clinical course and prognosis of cow's milk allergy are dependent on milk-specific IgE status. JACI 116(4): 869-75
3. Host A, Halkan S (2004) Hypoallergenic formulas: when, to whom and how long: after more

than 15 years we know the right indication! Allergy 59 (Suppl. 78): 45–52

4. Host A, Koletzko B, Dreborg S et al (1999) Dietary products used in infants for treatment and prevention of food allergy. Joint statement of the European Society for Paediatric Allergology and Clinical Immunology (ESPACI) Committee on Hypoallergenic Formulas and the European Society for Paediatric Gastroenterology, Hepatology and Nutrition (ESPGHAN) Committee on Nutrition. Arch Dis Child 81: 80-84

5. American Academy of Pediatrics. Committee on Nutrition (2000) Hypoallergenic infant formulas. Pediatrics 106 (pt 1): 346-349

6. Pedrosa M, Pascual CY, Larco JI, Esteban MM (2006) Palatability of hydrolysates and other substitution formulas for cow's milk-allergic children: a comparative study of taste, smell, and texture evaluated by healthy volunteers. J Investig Allergol Clin Immunol 16(6): 351-356

7. Hill DJ, Murch SH, Rafferty K et al (2007) The efficacy of amino acid-based formulas in relieving the symptoms of cow's milk allergy: a systematic review. Clin Exp Allergy 37(6): 808–822

8. Businco L, Giampietro PG, Lucenti P et al (2000) Allergenicity of mare's milk in children with cow's milk allergy. JACI 105: 1031-4

9. Monti G, Bertino E, Muratore MC et al (2007) Efficacy of donkey's milk in treating highly problematic cow's milk allergic children: an in vivo and in vitro study. Pediatr Allergy Immunol 18(3): 258-264

10. Klemola T, Vanto T, Juntunen-Backman K et al (2002) Allergy to soy formula and to extensively hydrolyzed whey formula in infants with cow's milk allergy: a prospective, randomised study with a follow-up study to the age of 2 years. J Pediatr 140(2): 219–24

11. Salpietro CD, Gangemi S, Briuglia S et al (2005) The almond milk: a new approach to the management of cow-milk allergy/intolerance in infants. Minerva Pediatr 57 (4): 173-180

12. Seppo L, Korpela R, Lönnerdal B et al (2005) A follow-up study of nutrient intake, nutritional status, and growth in infants with cow milk allergy fed either a soy formula or an extensively hydrolyzed whey formula. Am J Clin Nutr 82(1): 140 –5

13. Agostoni C, Fiocchi A, Riva E et al (2007) Growth of infants with IgE-mediated cow's milk allergy fed different formulas in the complementary feeling period. Pediatr Allergy Immunol Epub ahead of print

14. Terracino L, Martelli A, Serratud T, Fiocchi A (2007) La terapia dietetica. In: Ugazio AG (ed) Le allergie alimentari nel bambino. Editeam, Cento (FE), pp 92-98

Algoritmo 13

La cheratocongiuntivite atopica

S. Bonini, E. Galli, A. Lambiase

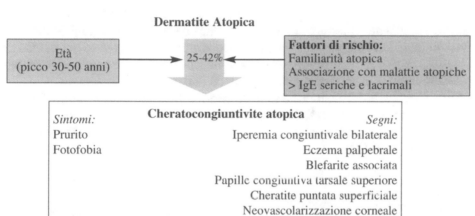

Dermatite Atopica

| Età (picco 30-50 anni) | → | 25-42% | ← | **Fattori di rischio:** Familiarità atopica Associazione con malattie atopiche > IgE seriche e lacrimali |

Cheratocongiuntivite atopica

Sintomi:
Prurito
Fotofobia

Segni:
Iperemia congiuntivale bilaterale
Eczema palpebrale
Blefarite associata
Papille congiuntiva tarsale superiore
Cheratite puntata superficiale
Neovascolarizzazione corneale

Complicanze:
Ulcere corneali
Glaucoma (steroidi?)
Cataratta
Distacco di retina
Cheratocono (?)
Infezioni erpetiche ricorrenti

Terapia medica:
Lacrime artificiali
Disodiocromoglicato
Antinfiammatori non steroidei
Corticosteroidi topici
Ciclosporina
Tetracicline
(Inibitori topici calcineurina)

Forme croniche:
Fibrosi e accorciamento fornici congiuntivali
Leucomi
Modificazion quali-quantitative secrezione lacrimale
Trichiasi delle ciglia

Terapia chirurgica:
Innesto membrana amniotica
Trapianto di cornea
(a rischio)

Introduzione

La cheratocongiuntivite atopica è una flogosi cronica su base allergica della superficie oculare che si manifesta nel contesto di una dermatite atopica.

La cheratocongiuntivite atopica rappresenta, insieme alla cheratocongiuntivite primaverile, la forma più grave di allergia oculare per le possibili complicanze oculari che possono causare deficit permanenti funzionali [1]. Sebbene la terapia sia spesso in grado di controllare la sintomatologia e di contenere il danno corneale e l'evoluzione verso la fibrosi, è opportuno riconoscere le caratteristiche della malattia sin dall'esordio [2].

Si conoscono due varianti oculari della cheratocongiuntivite atopica: la forma infantile e quella dell'adulto. In realtà è possibile che le manifestazioni oculari compaiano nella prima infanzia o nei primi 10-20 anni e si protraggano poi in età adulta con varie fasi di remissione ed esacerbazione. Si considera comunque un maggior picco di incidenza in soggetti adulti tra i 30 ed i 50 anni.

Basandosi sulla definizione, le manifestazioni cutanee precedono quelle oculari nella maggior parte dei casi. Si calcola che pazienti con dermatite atopica abbiano la possibilità di sviluppare una cheratocongiuntivite allergica nel 25-42% dei casi (vedi Algoritmo) [2].

Caratteristiche cliniche

Le prime manifestazioni oculari sono caratterizzate da una iperemia congiuntivale bilaterale associata a prurito e fotofobia. Questi sintomi sono generalmente presenti tutto l'anno, anche se sono state descritte esacerbazioni stagionali sia in inverno che nel periodo primaverile. All'esame obiettivo è spesso presente eczema palpebrale con blefarite associata nel 90% dei casi e presenza di papille sulla congiuntiva tarsale superiore. La cornea è quasi sempre coinvolta nella flogosi, per lo più sotto forma di cheratite puntata superficiale (diffusa o corrispondente al terzo inferiore corneale, parallelamente al margine palpebrale), di difetti epiteliali persistenti, neovascolarizzazione corneale o di vere e proprie ulcere corneali.

Con il protrarsi dell'infiammazione, si notano spesso i segni della fibrosi e dell'accorciamento dei fornici congiuntivali che possono assumere un aspetto clinico simile a quello del pemfigoide cicatriziale [3]. La conseguenza di ciò è una profonda alterazione anatomica della superficie oculare con modificazioni qualitative e quantitative della secrezione lacrimale e trichiasi delle ciglia.

In queste fasi più avanzate della malattia, possono comparire altre patologie oculari come il glaucoma, forse conseguenza dell'uso prolungato di steroidi, la cataratta ed il distacco di retina, le cui cause non sono state chiarite [4].

La malattia è spesso associata alla presenza di cheratocono (16% nella casisitica di Power et al.) [4] o di infezioni erpetiche ricorrenti (13% dei casi) [5].

Immunopatogenesi

La cheratocongiuntivite atopica è stata inclusa nell'ambito delle malattie allergiche oculari nelle quali le reazioni di ipersensibilità immediata di I tipo (secondo la classificazione di Gell e Coombs) svolgono un ruolo preponderante. In realtà il meccanismo immune è più complesso e certamente non solo limitato alle IgE.

I pazienti con cheratocongiuntivite atopica presentano spesso delle altre manifestazioni atopiche. Oltre alla dermatite spesso sviluppano asma o rinite in circa il 32% dei casi [4]. Molti di questi pazienti (circa il 90%) hanno avuto una dermatite nell'infanzia e hanno una familiarità positiva per altre forme allergiche nel 64% dei casi [4].

I livelli sierici e lacrimali di IgE sono significativamente aumentati rispetto a soggetti sani e si nota all'esame istologico la presenza di numerose mastcellule ed eosinofili [6, 7]. Anche il numero di cellule caliciformi congiuntivali è significativamente aumentato [8].

L'epitelio mostra un aumento significativo di molecole di adesione (ICAM 1), chemochine (RANTES), citochine proinfiammatorie (IL-4, IL-6, IL-8), neuromediatori e fattori di crescita (GM-CSF, NGF, sostanza P) [9].

È possibile che nella patogenesi della malattia, insieme al sistema immune, sia coinvolto anche il sistema neuro-endocrino con un complesso meccanismo non ancora del tutto stabilito.

Possibilità terapeutiche

La cheratocongiuntivite atopica è sicuramente la forma di cheratocongiuntivite allergica più difficile da trattare. Nonostante si conoscano le varie caratteristiche cliniche, non è stata ancora descritta una stadiazione delle varie fasi cliniche della malattia. Ciò rende difficile standardizzare il trattamento che perciò farà riferimento alle diverse manifestazioni cliniche della malattia.

Lo scopo principale del trattamento è quello di:
- ridurre la flogosi e la sintomatologia
- considerare attentamente le complicanze corneali
- curare la blefarite spesso associata
- prevenire le complicanze nel decorso della malattia

Per molti anni il trattamento a lungo termine della cheratocongiuntivite atopica si è basato sull'uso di colliri antiallergici ed antistaminici. Il disodiocromoglicato per uso topico al 2% o al 4%, capostipite di questa classe di farmaci, è efficace nel ridurre la sintomatologia e controllare l'infiammazione. Farmaci di seconda generazione e farmaci più recenti hanno confermato questa capacità consentendo di controllare il prurito e la fotofobia in maniera soddisfacente. In caso di riacutizzazioni, evenienza peraltro non rara, l'uso di steroidi per brevi periodi consente un controllo totale dei segni e sintomi [2].

Più recentemente, la ciclosporina per uso topico in concentrazioni allo 0.5-2% può costituire una alternativa valida all'uso del cortisone al fine di evitare più possibile gli effetti collaterali di questi colliri (glaucoma da cortisone, cataratta) [10, 11].

Difetti epiteliali persistenti o ulcere corneali in corso di cheratocongiuntivite atopica generalmente rispondono alla instillazione di steroidi per uso topico. L'applicazione di una lente a contatto terapeutica aiuta a migliorare la sintomatologia ed a favorire il difetto epiteliale.

L'impiego di lacrime artificiali associate ad un trattamento di igiene palpebrale migliora notevolmente la blefarite associata. Nei casi più gravi l'impiego di tetracicline per *os* (doxiciclina 100 mg, due volte al giorno, ridotta gradualmente in 3-4 mesi) favorisce la secrezione delle ghiandole di Meibomio e migliora il quadro clinico.

Non ancora disponibili in collirio, ma già oggetto di studio, sono gli inibitori della calcineurina (pimecrolimus e tacrolimus) utili per la loro capacità di ridurre la flogosi [12, 13].

Bibliografia

1. Abelson MB, Granet D (1974) Ocular allergy in pediatric practice. Curr Allergy Asthma Rep 6(4): 306-311
2. Bonini S (2004) Atopic keratoconjunctivitis. Allergy 59(Suppl 78): 71-73
3. Solomon A, Puxeddu I, Levi-Schaffer F (2003) Fibrosis in ocular allergic inflammation: recent concepts in the pathogenesis of ocular allergy. Curr Opin Allergy Clin Immunol 3(5): 389-393
4. Power WJ, Tugal-Tutkun I, Foster CS (1998) Long-term follow-up of patients with atopic keratoconjunctivitis. Ophthalmology 105(4): 637-642
5. Rezende RA, Bisol T, Hammersmith K et al (2006) Efficacy of oral antiviral prophylaxis in preventing ocular herpes simplex virus recurrences in patients with and without self-reported atopy. Am J Ophthalmol 142(4): 563-567
6. Trocme SD, Leiferman KM, George T et al (2003) Neutrophil and eosinophil participation in atopic and vernal keratoconjunctivitis. Curr Eye Res 26(6): 319-325
7. Yao L, Baltatzis S, Zafirakis P et al (2003) Human mast cell subtypes in conjunctiva of patients with atopic keratoconjunctivitis, ocular cicatricial pemphigoid and Stevens-Johnson syndrome. Ocul Immunol Inflamm 11(3): 211-222
8. Dogru M, Okada N, Asano-Kato N et al (2005) Ocular surface and MUC5AC alterations in atopic patients with corneal shield ulcers. Curr Eye Res 30(10): 897-908
9. Calder VL, Lackie PM (2004) Basic science and pathophysiology of ocular allergy. Curr Allergy Asthma Rep 4(4): 326-331
10. Akpek EK, Dart JK, Watson S et al (2004) A randomized trial of topical cyclosporin 0.05% in topical steroid-resistant atopic keratoconjunctivitis. Ophthalmology 111(3): 476-482
11. Tomida I, Brauning J, Schlote T et al (2002) Topical cyclosporine A (2%) eyedrops in the therapy of atopic keratoconjunctivitis and keratoconjunctivitis vernalis. Adv Exp Med Biol 506(Pt B): 805-812
12. Stumpf T, Luqmani N, Sumich P et al (2006) Systemic tacrolimus in the treatment of severe atopic keratoconjunctivitis. Cornea 25(10): 1147-1149
13. Leonardi A (2005) Emerging drugs for ocular allergy. Expert Opin Emerg Drugs 10(3): 505-520

Diagnosi delle patologie ORL

D. Passali, L. Salerni

14a Algoritmo diagnostico della rinopatia allergica

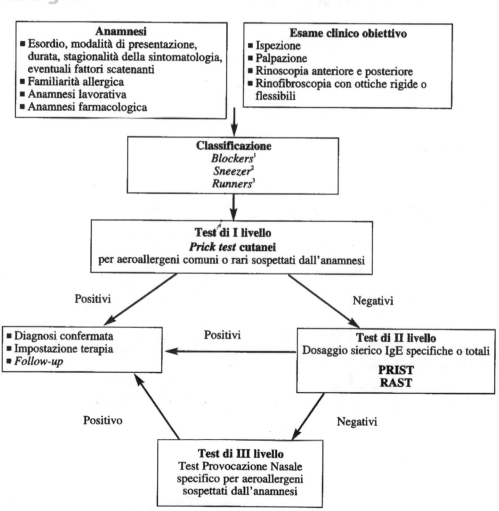

Anamnesi
- Esordio, modalità di presentazione, durata, stagionalità della sintomatologia, eventuali fattori scatenanti
- Familiarità allergica
- Anamnesi lavorativa
- Anamnesi farmacologica

Esame clinico obiettivo
- Ispezione
- Palpazione
- Rinoscopia anteriore e posteriore
- Rinofibroscopia con ottiche rigide o flessibili

Classificazione
Blockers[1]
Sneezer[2]
Runners[3]

Test di I livello
Prick test cutanei
per aeroallergeni comuni o rari sospettati dall'anamnesi

Positivi — Negativi

- Diagnosi confermata
- Impostazione terapia
- *Follow-up*

Positivi

Test di II livello
Dosaggio sierico IgE specifiche o totali
PRIST
RAST

Positivo — Negativi

Test di III livello
Test Provocazione Nasale
specifico per aeroallergeni
sospettati dall'anamnesi

[1] pazienti in cui il sintomo dominante è rappresentato dall'ostruzione nasale dovuta alla congestione dei turbinati
[2] pazienti in cui il sintomo dominante è l'abbondante secrezione sierosa
[3] pazienti in cui il sintomo dominante sono gli starnuti

14b Algoritmo diagnostico della rinosinusite e della poliposi nasale

Anamnesi
- Esordio, modalità di presentazione, durata, stagionalità della sintomatologia, eventuali fattori scatenanti e predisponenti
- Familiarità allergica
- Anamnesi lavorativa
- Anamnesi farmacologia
- Patologie concomitanti - immunodeficienze

Esame obiettivo
- Ispezione, palpazione punti algici facciali
- Rinoscopia anteriore e posteriore
- Rinofibroscopia con ottiche rigide o flessibili

Elementi clinici anamnestici e da esame obiettivo

Maggiori	Minori
Dolore/ pressione facciale	Cefalea
Edema/ eritema facciale	Alitosi
Stenosi nasale	Affaticabilità
Rinopiorrea anteriore e/o posteriore	Odontalgia
Iposmia/ disosmia	Tosse
Febbre (solo febbri acute)	Dolore/ ovattamento auricolare
	Febbre (solo febbri croniche)

- 2 o più sintomi maggiori
- 1 sintomo maggiore + 2 minori

- Sintomatologia ed esame obiettivo non dirimenti
- Per conferma sospetto clinico

Diagnosi classificazione
staging

Acuta
Subacuta
Cronica
(iperplastica o poliposi nasale)

- Tomografia Assiale Computerizzata
- Prove di funzionalità respiratoria nasale:
  - Rinomanometria
  - Rinometria acustica
  - Valutazione TMC[1]
- Test allergologici: I, II, III livello
- Esami di laboratorio: VES, PCR, emocromo; tampone nasale e faringeo

[1] Trasporto mucociliare

14c Algoritmo diagnostico della otite media secretiva

> **Anamnesi**
>
> - Familiarità allergica
> - Peso alla nascita; allattamento; fumo dei genitori
> - Patologie concomitanti – immunodeficienze acquisite e congenite

> **Quadro sintomatologico**
>
> - **ipoacusia**
> - **ovattamento auricolare**
> - **autofonia**
>
> - Difficoltà respiratoria nasale notturna
> - Roncopatia/OSAS[1]

> **Esame obiettivo**
> - Otoscopia, otoscopia pneumatica, otomicroscopia
> - Rinoscopia anteriore e posteriore
> - Rinofibroscopia con ottiche rigide o flessibili

> Per conferma dell'ipotesi diagnostica

> **Esami strumentali:**
>
> **Prove di funzionalità respiratoria nasale**
> - Rinomanometria anteriore attiva
> - Rinometria acustica
> - Valutazione tempo di trasporto mucociliare
>
> **Esami audiologici**
> - Esame audiometrico tonale
> - Timpanometria
> - Impedenzometria
>
> **Prove di funzionalità tubarica**
> - M. di Valsalva
> - M. di Toynbee
> - Metodo manometrico anteriore

[1] Obsructive Sleep Apnea Sindrome (sindrome delle apnee ostruttive del sonno)

Algoritmo 15
Problemi psicologici e loro gestione

Algoritmo 15a

A.G. Burroni

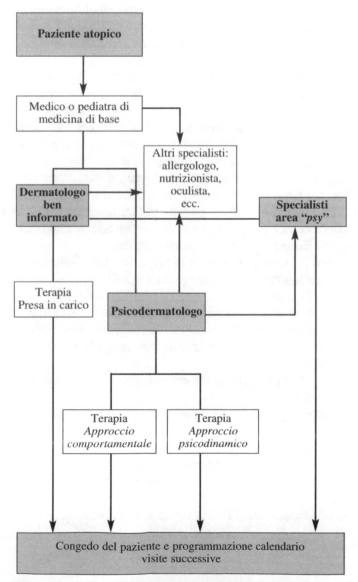

Introduzione

La dermatite atopica (DA) fornisce un importante modello per il tentativo di comprensione degli stretti legami tra psiche e soma. Già nel 1901, *padri* della dermatologia come Besnier, Brocq e Jacques [1] intuirono le connessioni tra questa enigmatica malattia ed il mondo emozionale, e diedero avvio ad un intenso lavoro di psicologi, psichiatri, immunologi, dermatologi, fino ad arrivare alla visione odierna di questa patologia.

Come può il dermatologo affrontare gli aspetti psicologici dei pazienti affetti da dermatite atopica?

Il dermatologo lavora, spesso, in realtà isolate dove la collaborazione con gli esperti dell'area psicologica non sono facili ed agevoli, come sarebbe opportuno. Egli deve pertanto imparare a gestire correttamente gli aspetti psicologici dei pazienti.

La dermatite atopica, esempio eccellente degli intrecci tra psiche e soma, più di altre patologie dermatologiche richiede una formazione specifica per la sua presa in carico.

Il dermatologo sarà, quindi, un medico ben preparato nella propria disciplina, consapevole dei bisogni psicologici del proprio assistito e, soprattutto, consapevole che *la sofferenza umana deve essere trattata eticamente*. Questo significa che l'aiuto psicologico deve essere prestato da professionisti adeguatamente formati.

F. Poot ha ipotizzato diversi livelli di formazione per il dermatologo [2].

Il primo livello è rappresentato dal *dermatologo ben informato*, un professionista che attraverso aggiornamenti, letture, congressi, gruppi Balint[1], gruppi di formazione psicosomatica, esprime nella propria professione uno stile relazionale improntato all'empatia e all'ascolto. Questo professionista utilizza nella relazione un atteggiamento terapeutico che può, insieme ai farmaci e alla strategia di cura proposta, promuovere un effetto psicologico o psicoterapeutico.

Un paziente atopico [3] non può essere affrontato con una frettolosa visita specialistica e un'altrettanto rapida prescrizione di farmaci. Si tratta di soggetti messi a dura prova dalla pelle dilaniata, dalla cronicità, dal prurito e dai fallimenti terapeutici. Se si desidera realizzare una fidelizzazione medico-paziente, evitando l'abituale nomadismo da un dermatologo all'altro, si dovrà realizzare una vera presa in carico del malato. La visita, specialmente la prima, avrà tempi lunghi (45-60 minuti). Il tempo sarà investito per:

- *accogliere* il paziente, la sua storia, la sua sofferenza, saperlo ascoltare;
- *comprendere* la sua domanda;
- *stabilire un contatto empatico* [4] con il paziente (o con i genitori se il paziente è un bimbo).

Far comprendere le caratteristiche di questa complessa malattia, sottolineare il carattere di cronicità fugando aspettative magiche, valutare se sia possibile e/o opportuno inviare ad altro specialista (ad esempio, lo psicologo). Ricordiamo

---

[1] I gruppi Balint, nati alla fine degli anni Quaranta, sono gruppi di discussione e analisi di casi clinici da parte di medici e psicoterapeuti. Il gruppo permette di comprendere e, quindi, tollerare meglio la sofferenza altrui, dando a quest'ultima il corretto significato. Michael Balint aveva indirizzato il lavoro al malato, ma il gruppo permette al medico di esprimere e venire in contatto anche con i propri sentimenti, troppo spesso banditi dalla professione.

che, in genere, l'invio in ambito *"psy"* è da proporre solo dopo aver costruito un solido legame medico-paziente e dopo aver compreso di quale approccio eventualmente si gioverebbe maggiormente il nostro malato;

· *discutere* con il paziente (o con i genitori) le *possibilità terapeutiche*. Sarà bene indirizzare il paziente verso la terapia medica che ci sembra più adatta a lui sia per le caratteristiche cliniche della malattia, ovviamente, sia per le caratteristiche della personalità del paziente stesso. Se avremo, ad esempio, un paziente che ci sembra carente di maternage (cioè di un adeguato accudimento materno nel primo periodo di vita) prescriveremo una terapia topica e raccomanderemo ai genitori di impegnarsi nel massaggio; se avremo un paziente al quale è mancato primitivamente un contenimento affettivo equilibrato (ad esempio, una famiglia dove i ruoli siano ben rispettati e sia presente circolarità degli affetti), per il quale sembra utile un network contenitivo, una rete che simuli la mancata famiglia, opteremo per la fototerapia, permettendo al malato di venire in contatto tre volte alla settimana con medici, infermieri, altri pazienti. Per il malato giovane adulto, indaffarato a girare il mondo e con grande bisogno di soddisfare canoni estetici, potrà essere più adatta una terapia sistemica;

· se si ha esperienza e competenza, nei casi adatti, si possono suggerire *psicofarmaci*;

· dare una *reperibilità* al paziente per non farlo ancora sentire abbandonato.

Il secondo livello ipotizzato da F. Poot prevede la comparsa sulla scena dermatologica dello *psicodermatologo* (già una realtà in alcuni paesi come la Francia). È questa una figura completa:

· ha effettuato una scuola di psicoterapia accreditata a livello europeo;

· ha un *training* psicoterapeutico personale;

· ha avuto la supervisione prolungata di un didatta.

Lo psicodermatologo potrà avere un'impronta comportamentale[2] o psicodinamica a seconda delle proprie predisposizioni. Nel primo caso il lavoro psicologico è focalizzato su domande esplicite, è più direttivo e fornisce modelli di comportamento. Nel secondo caso il medico utilizza nel proprio lavoro gli strumenti della psicanalisi, quali: libere associazioni, analisi del materiale simbolico, analisi delle resistenze, elaborazione del transfert.

Un approccio integrato tra le due formazioni sembrerebbe particolarmente adatto al paziente dermatologico, capace di esprimere la propria sofferenza solo attraverso la pelle. Lo psicodermatologo agirà nei confronti del paziente atopico come un dermatologo tradizionale sfruttando, però, a fini terapeutici la propria formazione.

I dermatologi più fortunati che operano in situazioni collettive devono stringere legami, trovare un linguaggio comune con gli specialisti dell'area *"psy"*, consapevoli della difficoltà dell'invio e dopo aver affinato tecniche per la realizzazione dell'invio stesso. I paesi europei dove sono già attive le scuole dell'atopia rappresentano un esempio mirabile di attività integrata. I risultati clinici e il risparmio in termi-

---

[2] La terapia cognitivo-comportamentale ha come oggetto di osservazione il comportamento del paziente (ad esempio paura, sconforto, dolore, ecc) e come obiettivo il cambiamento a breve del comportamento stesso, attraverso tecniche standardizzate. Il lavoro del terapeuta è centrato nel presente; la storia del paziente ed i relativi significati possono essere ascoltati in fase diagnostica, ma il lavoro si svolge nel presente. I risultati vengono monitorizzati e si può valutare l'efficacia del trattamento.

ni economici ottenuti attraverso questi gruppi di lavoro dovrebbero spronare alla loro realizzazione.

Le possibilità di approccio, da parte del dermatologo, alle problematiche psicologiche del paziente affetto da dermatite atopica possono essere sintetizzate con l'algoritmo indicato in figura.

Bibliografia

1. Besnier E, Brocq L, Jacquet L (1900) La pratique dermatologique. Traité de dermatologie appliquée. Masson, Paris
2. Poot F, Sampogna F, Onnis L (2007) Basic knowledge in psychodermatology. JEADV 21(2): 227-234
3. Burroni A (2007) Dermatite atopica: psicologia. In: Gelmetti C (ed) La scuola dell'atopia. Springer-Verlag, Milano, pp 89-96
4. Hayward R (2005) Empathy. Lancet 366 (9491):1071

Algoritmo 15 b

P. Vizziello, S. Brambilla, I. Cropanese, B. Dal Lago, R. Mazzoni, C. Rigamonti

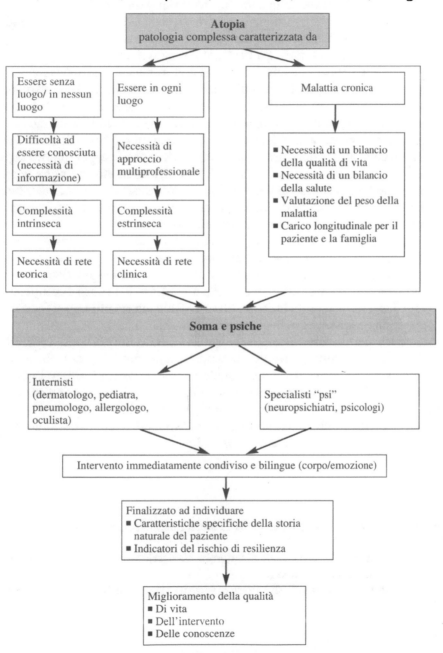

La letteratura ci fornisce uno spunto per poter pensare alla dermatite atopica non più solo in termini di psicosomatica, ma anche attraverso il costrutto dell'alessitimia [1]. Questa si caratterizza come un tratto di personalità che riflette un disturbo importante nella regolazione degli affetti, costituendo un fattore di rischio rilevante nel prodursi di malattie psicologiche e somatiche [2].

Il paziente atopico è, infatti, un paziente con alto livello di disregolazione che spesso guarda alla propria malattia come ad una minaccia improvvisa che lo può coinvolgere e obbligare ad azioni o sofferenze non prevedibili [3]. Inoltre, questi pazienti hanno a che fare con cure ritualizzate, come applicare in modo continuo e secondo precisi schemi creme, assumere farmaci, prestare attenzione ad agenti allergenici. Questo aspetto della cura facilita lo sviluppo di un rapporto di grande dipendenza del paziente dagli operatori della salute e nello specifico, per quanto riguarda il bambino, dalle figure di accudimento [4]. Soprattutto in età evolutiva possiamo incontrare modelli di comportamento e di relazione caratterizzati prevalentemente da un assetto difensivo piuttosto che di spontaneità e di contatto con i propri stati emotivi interni. È così che si sviluppano modalità di pensiero rigide.

Il nostro compito potrebbe, quindi, essere quello di aiutare questi pazienti ad acquisire maggiore flessibilità, sostendoli nel ricreare un possibile equilibrio nell'omeostasi mente-corpo affinché siano più pronti (pazienti esperti) alla comparsa dei sintomi, maggiormente consapevoli della malattia e della cura e competenti nel riconoscere i segni che il proprio corpo fornisce. Tale intervento non si focalizza solo sul singolo ma coinvolge anche la sua famiglia [5].

L'obiettivo, quindi, non diventa solo quello di individuare bassi livelli di resilienza (capacità di affrontare eventi stressanti) e situazioni di particolare fragilità neuropsichica nel paziente, ma anche quello di sostenere e informare l'intero nucleo familiare, condividendo la storia naturale della malattia fin dall'epoca della diagnosi. Questo permetterebbe di migliorare sia la qualità di vita che l'approccio agli aspetti più critici della malattia (recidive, acuzie, spostamento dei sintomi su un nuovo organo, ad esempio dalla cute ai bronchi).

Bibliografia

1. Taylor GJ, Bagby RM (2004) New trends in alexithymia research. Psychother Psychosom 73:68-77
2. Caretti V, La Barbera D (ed) (2005) Alessitimia. Valutazione e trattamento. Casa Editrice Astrolabio Ubaldini Editore, Roma
3. Woolf V (2006) Sulla malattia (sull'eccesso di identificazione proiettiva). Bollati Boringhieri Editore, Torino
4. Bowlby J (1989)Una base sicura. Applicazioni cliniche della teoria dell'attaccamento. Raffaello Cortina Editore, Milano
5. Ammaniti M, Stern DN (ed) (1992) Attaccamento e psicoanalisi. Laterza, Bari

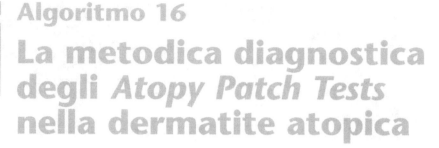

Algoritmo 16
La metodica diagnostica degli *Atopy Patch Tests* nella dermatite atopica

P.D. Pigatto

16a Approccio metodologico agli *atopy patch test* (APT)

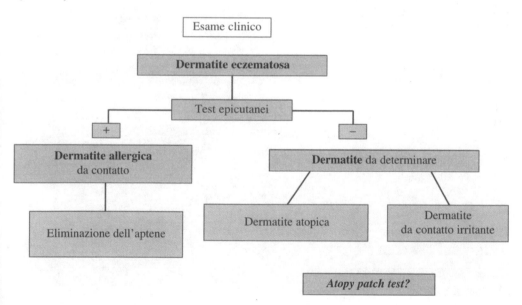

16b *Atopy patch test* e fasi della dermatite atopica

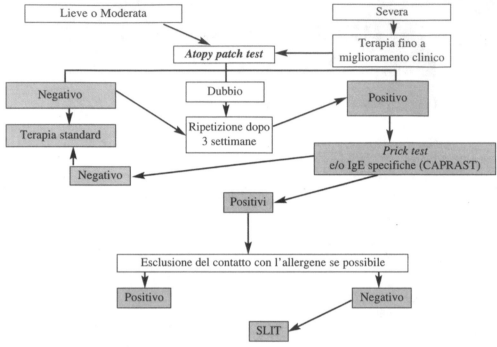

'SLIT = Sub-Lingual Immuno-Therapy

16c Significato diagnostico-terapeutico dell'*atopy patch test* nella dermatite atopica

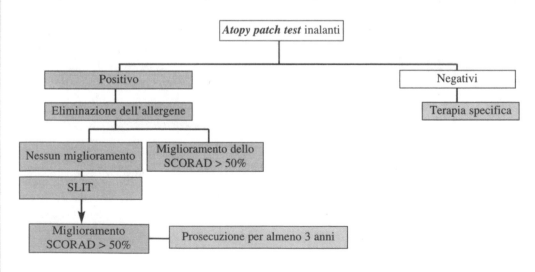

Il complesso patomeccanismo che induce le lesioni cutanee nella dermatite atopica (DA) da luogo a notevoli variazioni del quadro clinico e produce difficoltà diagnostiche frequenti.

La metodica diagnostica degli *atopy patch tests* (APT) ha trovato negli ultimi anni un campo applicativo sia per la diagnosi della dermatite atopica che per la conferma del ruolo degli aeroallergeni e trofoallergeni nello scatenamento della dermatite. La dimostrazione che le manifestazioni macroscopiche e microscopiche presenti nei *patch* positivi a vari aeroallergeni sono simili alle lesioni cutanee dei pazienti con DA, ha spinto vari autori ad utilizzare l'APT come modello di studio nelle risposte allergiche della cute verso gli allergeni inalanti (polvere, muffe e pollini) e alimentari. Anche se non esiste a tutt'oggi consenso unanime sul fatto che gli aeroallergeni (soprattutto polvere) giochino un ruolo importante nella patogenesi della DA, molti dati della letteratura dimostrano una chiara correlazione tra entità della malattia ed esposizioni ad elevati livelli di acari.

Alcune società scientifiche hanno fornito indicazioni precise sull'utilizzo dei *patch tests* nella diagnostica della dermatite atopica, ma questa metodica va considerata ancora in fase di studio.

Se da un lato l'utilizzo, a fini diagnostici, dei *patch tests* per gli aeroallergeni non ha ancora trovato largo consenso, dall'altro lato l'uso dei *patch tests* con trofoallergeni appare a tutt'oggi una metodica che, sebbene trovi il suo razionale in numerosi studi sulla patogenesi della DA, deve essere ancora accettata universalmente.

I primi lavori sul possibile ruolo dei patch tests ed il loro impiego nella diagnostica dell'allergia alimentare sono stati effettuati dal gruppo finlandese della Turjanmaa nel 1996. L'ipotesi di partenza è stata che lo *skin prick test* (SPT), associato alla determinazione delle IgE specifiche seriche verso l'allergene alimentare studiato, rifletta le reazioni cliniche precoci (entro 2 ore), mentre gli APT possano avere la capacità di valutare la fase tardiva della reazione ai cibi come uovo, latte, soia e cereali.

Dai dati della letteratura si può notare che l'applicazione di queste metodiche per la diagnosi di DA presenta alcuni punti controversi, quali per esempio la concentrazione della sostanza utilizzata per l'APT: alcuni autori usano concentrazioni note, altri utilizzano una piccola quota dell'allergene che viene usata per il challenge test. Questo comporta sia differenze nell'interpretazione dei risultati dei tests che eventuali reazioni irritative. È nostra intenzione arrivare ad una standardizzazione del metodo quali-quantitativa in modo da ottenere linee guida chiare e sostenute dalla EBM (*Evidence Based Medicine* = medicina basata sull'evidenza), perchè *l'APT possa essere considerato un valido mezzo diagnostico per la diagnosi di dermatite atopica, specialmente per ciò che concerne le reazioni tardive.*

Per tutti questi motivi ci siamo concentrati sull'APT per i soli aeroallergeni. Lo scopo di questo studio era valutare l'utilità di ATP per aeroallergeni nella diagnosi di DA. Lo studio è stato condotto su 115 pazienti adulti con DA e 98 volontari sani (il gruppo di controllo). APTs per allergeni presenti nella forfora di gatto, polline di betulla, una mistura di dermatofagoidi (*pteronyssinus e farinae*) ed una mistura di 5 allergeni di polline di graminacee vennero utilizzati su entrambi i gruppi. Un *patch test* positivo ad almeno un allergene è stato trovato nel 53.9% dei pazienti comparati al 6.2% nel gruppo di controllo (p<0.001). L'ipersensibilità più frequente (45.2%)

era rappresentata dai dermatofagoidi mix. Una plurisensibilizzazione contemporanea a 2-4 allergeni è stata trovata nel 56.5% dei pazienti positivi. La specificità del test era superiore al 75%, mentre la sensibilità variava dal 18 al 66% in relazione agli allergeni. La più elevata è stata rilevata per i dermatofagoidi.

Conclusioni

- L'ATP rappresenta un test con considerevoli caratteristiche di specificità, confermando il ruolo dell'ipersensibilità da contatto ad aeroallergeni nello sviluppo della dermatite atopica, soprattutto per i dermatofagoidi;
- Gli aeroallergeni positivi all'ATP sono osservati nella maggioranza di pazienti adulti con DA e possono essere considerati così un criterio diagnostico ed eventualmente terapeutico nella dermatite atopica.

È stato elaborato un percorso per indicarne i modi e le possibilità diagnostiche nonché terapeutiche (vedi Algoritmo).

Letture consigliate

- Pigatto PD, Bigardi A, Caputo R et al (1997) An evaluation of the allergic contact dermatitis potential of colloidal grain suspensions. American J Contact Dermatitis 8: 207-209
- Pigatto PD, Bigardi A, Valsecchi RH, Di Landro A (1997) Mite patch testing in Atopic eczema: A search for correct concentration. Australasian J Dermatol 38: 231-232
- Pigatto PD, Bigardi A, Valsecchi RH (2000) Patch testing with mite in atopic dermatitis: does an ideal concentration exist? In: Berardesca E, Picardo M, Pigatto PD (eds) Proceedings of the 3rd International Symposium on Irritant Contact Dermatitis (ISICD). EDRA SrL, Monza, pp 185-190
- Pigatto PD, Giaroli U, Riboldi A, Bigardi A (1998) The improvement in nickel patch testing with a new vehicle. JEADV 11(suppl. 2): 129
- Turjanmaa K, Darsow U, Niggemann B et al (2006) EAACI/GA2LEN position paper: present status of the atopy patch test. Allergy 61: 1377-84

Parte III

Farmaci, cosmetici e presidi medico-chirurgici

Introduzione

C. Gelmetti, A. Frasin, L. Maffeis

Sebbene la gestione della dermatite atopica (DA) richieda *in primis* una preparazione medica adeguata, non va dimenticato che la pelle, per la sua facile accessibilità, si presta a dare confidenza anche a chi non la conosca bene. A questo proposito va ricordato che è pur vero che la cute normale sopporta egregiamente tanti maltrattamenti, che vanno dai detergenti energici e molto schiumogeni ai cosmetici zeppi di coloranti e di profumanti di tutti i tipi. Questa verità non si applica però alla cute atopica. È quindi necessario avere un minimo di nozioni per sapere come lavare la cute atopica e come eventualmente proteggerla.

Cosmetologia della dermatite atopica

Il cosmetico è un prodotto diverso da un medicinale, si applica sulle superfici esterne del corpo (epidermide, unghie, capelli, labbra) o sulle mucose, con la funzione di pulirle, profumarle, proteggerle, o mantenerle in buono stato[1]. I cosmetici possono essere codificati in vari modi anche se la classificazione più semplice prevede solo due classi fondamentali: quelli da risciacquo (*rinse off cosmetics*, che comprendono essenzialmente i detergenti) e quelli da lasciare sulla pelle (*leave on cosmetics*, praticamente tutti gli altri compresi gli emollienti ed i solari).

L'uso dei cosmetici per fini puramente estetici è una pratica antica ma interessa più l'antropologia che la medicina. Il medico deve invece saper consigliare il cosmetico giusto per lavarsi ed uno giusto per proteggersi quando ce ne sia bisogno. Nel caso della pediatria e nel caso di una patologia sottostante come la DA, è importante che i cosmetici vengano formulati con materie prime selezionate (non va infatti trascurata la maggior sensibilità della cute dei bambini) e sicure (in caso di ingestione accidentale dei prodotti utilizzati per l'igiene: shampoo, detergente, etc.).

È quindi importante conoscere gli ingredienti contenuti nei cosmetici.

La legge prevede l'obbligo per ciascun cosmetico presente sul mercato di recare scritto, sul contenitore del prodotto e sul pacchetto di vendita, l'elenco degli ingre-

[1] Nella CEE, la definizione ufficiale recita: "...*si intendono per prodotti cosmetici le sostanze e le preparazioni, diverse dai medicinali, destinate ad essere applicate sulle superfici esterne del corpo umano (epidermide, sistema pilifero e capelli, unghie, labbra, organi genitali esterni) oppure sui denti e sulle mucose della bocca allo scopo, esclusivo o prevalente, di pulirli, profumarli, modificarne l'aspetto, correggere gli odori corporei, proteggerli o mantenerli in buono stato. I prodotti cosmetici non hanno finalità terapeutica e non possono vantare finalità terapeutiche*".

dienti posti in ordine decrescente di peso; inoltre ogni ingrediente viene chiamato con la nomenclatura comune prevista dall'inventario europeo degli ingredienti cosmetici chiamata *INCI name*[2]. Grazie all'*INCI name* è quindi possibile sapere quali sono i componenti e, più o meno, qual è la concentrazione degli ingredienti, anche se il cosmetico è stato prodotto in un altro paese della Comunità Europea.

Altro dato importante imposto per legge riguarda l'indicazione della data di scadenza riportata sulla confezione. Sull'etichetta dei cosmetici che hanno una durata minima superiore a 30 mesi è indicato un arco di tempo detto periodo post-apertura (PAO, *Period After Opening*) durante il quale il cosmetico potrà essere usato in sicurezza in quanto continuerà a mantenere le proprie caratteristiche, dopo essere stato aperto e conservato, nonché manipolato, correttamente. Tale periodo, indicante la buona qualità e sicurezza del prodotto, è precisato in etichetta utilizzando un simbolo che rappresenta un vasetto di crema aperto, all'interno del quale (o vicino) è indicato l'intervallo di tempo (espresso in mesi, seguito dalla lettera "M").

Suggerimenti per una corretta conservazione

Osservando piccole regole di base potete considerevolmente aumentare la durata dei vostri cosmetici.
- aprite le confezioni solo prima dell'impiego;
- evitate di lasciare i prodotti aperti ed inutilizzati per periodi troppo lunghi;
- prima di usare un cosmetico su voi stessi o su terzi, lavatevi le mani;
- ogniqualvolta usate un cosmetico, richiudetelo con cura;
- se il colore o l'odore di un prodotto sono cambiati è preferibile sospenderne l'uso;
- conservate i cosmetici, soprattutto quelli con un termine d'uso limitato, in luoghi freschi, asciutti ed al riparo della luce;
- non diluite mai un cosmetico né miscelatelo con altri prodotti! La miscela di uno o più cosmetici può essere effettuata solo se prevista espressamente dalle istruzioni d'uso;
- nel caso di prodotti solari, ponete la massima attenzione a che non siano lasciati aperti o chiusi con tappi sporchi di sabbia.

Con quali criteri va scelto un prodotto dermocosmetico?

I criteri per la scelta di un dermocosmetico sono stati raccolti in un decalogo e vengono riportati nella Tabella 1.

---

[2] International Nomenclature Cosmetic Ingredients (INCI). Ciascun ingrediente contenuto nei prodotti cosmetici viene denominato con un nome comune per tutti i Paesi appartenenti alla Comunità Europea. Riportiamo alcuni esempi:
- PETROLATUM: INCI name della vaselina
- ZINC OXIDE: INCI name dell'ossido di zinco
- OLEA EUROPEA: INCI name dell'olio d'oliva
- PARAFFINUM LIQUIDUM: INCI name dell'olio di vaselina
- AQUA: INCI name dell'acqua

Introduzione

Tabella 1. Criteri per la scelta dei topici in età pediatrica. Da Gelmetti (2001) CLEUP University Publisher

- Le materie prime usate dovrebbero essere di elevata purezza.
- Le materie prime ed il prodotto finito non dovrebbero essere allergizzanti.
- Le materie prime ed il prodotto finito dovrebbero essere sicuri, sotto il profilo tossicologico, in caso d'uso improprio (ad es. applicazione prolungata, ingestione, ecc.).
- Il prodotto finito dovrebbe essere stabile.
- Il prodotto finito non dovrebbe avere un odore sgradevole.
- Il prodotto finito dovrebbe essere di facile applicabilità.
- I profumi dovrebbero essere evitati.
- I coloranti dovrebbero essere evitati.
- I conservanti dovrebbero essere evitati.
- In ogni caso sarebbe meglio usare topici i più semplici possibili.

Da questo decalogo salta subito all'occhio quanto sia importante la semplicità dei prodotti cosmetici per bambini e/o per i pazienti atopici. Infatti la loro cute è estremamente sensibile e delicata; pertanto, in queste circostanze, il rischio di irritazioni cutanee e/o di allergie è alto e quindi la scelta dei prodotti cosmetici dovrebbe essere particolarmente ragionata e non lasciata al caso o al prodotto meglio pubblicizzato. Le conseguenze dermatologiche di una cosmesi ben fatta sono quasi sempre positive per il paziente, anche se molto piccolo.

Quali cosmetici hanno un senso in dermatologia?

Scopi della cosmesi abbiamo visto essere, per definizione:
- pulire;
- profumare;
- modificare l'aspetto;
- correggere gli odori corporei;
- proteggere o mantenere in buono stato.

Pulire un paziente è ovviamente un momento molto importante per l'igiene stessa, mentre *profumare* non è essenziale, anzi può causare spiacevoli dermatiti irritative o allergiche. Anche *modificare l'aspetto* di una persona non è generalmente un atto necessario, salvo alcune eccezioni. La *correzione degli odori* corporei in una persona in età pediatrica non si rende necessaria, poiché solo con la pubertà vengono attivati i meccanismi di secrezione del sebo e del sudore apocrino che, macerando il pelo, può dare luogo a cattivi odori. Alcune eccezioni potrebbero essere rappresentate da rare dermatosi che possono determinare l'emanazione di un odore sgradevole. Infine, *proteggere* la cute di chiunque e *mantenerla in buono stato* sono invece abitudini importanti finalizzate a garantire una buona barriera cutanea.

In conclusione, risultano di maggior interesse in campo dermatologico i prodotti per la detersione e quelli per la protezione cutanea: in sintesi, i *detergenti (rinse off cosmetics)* da una parte e gli *emollienti (leave-on cosmetics)* dall'altra.

Concetti generali sui detergenti

Scopo della detersione è di rimuovere lo sporco dalla cute. Per sporco si intende l'insieme di sostanze come i grassi, le polveri, i microrganismi e le secrezioni organiche, per le quali in genere la sola acqua non è sufficiente. Infatti lo sporco è costituito da sostanze idrosolubili, che possono quindi essere rimosse dall'acqua, e sostanze liposolubili che vanno prima emulsionate con un detergente (chiamato anche tensioattivo).

I detergenti si dividono in liquidi, tutti di tipo sintetico (syndets), e solidi, che comprendono i saponi naturali (animali o vegetali) e quelli sintetici. Nei *syndets*, nati intorno agli anni '70, la forma liquida favorisce la crescita microbica per cui si rende necessaria l'aggiunta di conservanti, favorendo così la comparsa di eventuali irritazioni o allergie. Di contro, il vantaggio della formulazione liquida è invece la possibilità di inserire tra gli ingredienti numerose sostanze attive. Il *sapone* ha il vantaggio di potere evitare i conservanti, ma presenta un pH alcalino. I saponi, tra cui il mitico "sapone di Marsiglia", non sono tutti uguali; alcuni, come spesso quelli da bucato, sono di scarsa qualità (controlliamo se tra gli ingredienti c'è il termine *sodium tallowate*, che indica la presenza di grasso animale) e tendono a fratturarsi e a divenire giallo-bruno col passare del tempo. I migliori saponi, di norma, rimangono invece invariati.

Gli *oli da bagno* sono indicati in particolare nei casi in cui la pelle risulta molto secca. Va tuttavia ricordato che l'olio da bagno non va applicato direttamente sulla cute del soggetto ma va diluito direttamente nell'acqua del bagno; in questo modo si evitano spiacevoli dermatiti da occlusione.

Le *polveri colloidali*, estratti dai cereali, possono venire impiegate per il bagno soprattutto per la loro azione lenitiva. Tuttavia va ricordato che la frazione proteica di queste polveri può portare alla sensibilizzazione.

Come va detersa la cute atopica?

In generale vanno innanzi tutto evitati i bagni prolungati e troppo caldi; vanno quindi consigliate docce veloci, di 5-10 minuti, con acqua tiepida. Vanno inoltre evitati i detergenti contenenti profumo e quelli molto schiumogeni, prediligendo detergenti poco o nulla schiumogeni, quindi più delicati. Possono essere utilizzati anche oli da diluire nell'acqua del bagno, con la funzione oltreché di detergere, anche di ammorbidire la cute.

Concetti generali sugli emollienti

L'emolliente è una sostanza che, applicata sulla cute, la rende più morbida e malleabile. Poiché le caratteristiche di morbidezza e plasticità della pelle le sono conferite dalla quantità di acqua che essa contiene, in questo senso i termini emolliente ed idratante hanno lo stesso significato.

Nella pratica quotidiana gli emollienti di uso più comune sono le emulsioni, ovvero miscele di acqua e grassi in diversa proporzione. Distinguiamo due tipi:

· emulsione olio in acqua (O/A): è l'emulsione che si può ottenere versando dell'olio in un recipiente pieno d'acqua, in cui alcune gocce d'olio sono sospese nell'acqua. L'emulsione O/A è quindi più ricca di acqua che di olio: questo consente una maggiore idratazione immediata, un maggior senso di freschezza e una più facile spalmabilità. Sarà quindi più leggera e cremosa e, quindi, cosmeticamente bene accettata. Tuttavia la rapida evaporazione dell'acqua ed il minimo effetto barriera del poco olio che contiene, rendono ragione del rapido estinguersi dell'effetto emolliente, generalmente della durata di circa 2-3 ore. Il latte è un classico esempio naturale di una emulsione O/A;

emulsione acqua in olio (A/O): è come quella che si ottiene versando dell'acqua in un recipiente pieno d'olio, per cui vi saranno delle gocce d'acqua sospese nell'olio. L'emulsione A/O è quindi più ricca di olio che di acqua, conferisce una maggior idratazione nel tempo (sino a 6-8 ore) a causa del maggior effetto occlusivo della sua fase continua (olio). Per contro dà uno scarso senso di freschezza ed è più difficilmente spalmabile; in altre parole è più pesante ed "untuosa" e, quindi, cosmeticamente meno bene accettata. Il burro è un classico esempio naturale di una emulsione A/O.

In generale l'emulsione A/O è più stabile, protegge meglio gli eventuali principi attivi in essa contenuti, e richiede meno conservanti o stabilizzanti rispetto all'emulsione O/A.

Indipendentemente dalla piacevolezza cosmetica dei vari emollienti, essi devono essere consigliati in relazione alle caratteristiche della cute: va quindi consigliato un emolliente grasso come la vaselina e l'emulsione A/O nei casi in cui la cute risulti molto secca, soprattutto in assenza di lesioni infiammatorie; è consigliabile un emolliente più leggero, come la glicerina o l'emulsione O/A, nei casi in cui la pelle risulti poco o moderatamente secca. Infatti su una cute molto secca un'emulsione leggera evaporerà in fretta procurando scarso beneficio; mentre su una cute infiammata un emolliente troppo grasso verrà mal tollerato, poiché l'occlusione della componente oleosa farà aumentare ulteriormente la temperatura cutanea già infiammata, peggiorando i sintomi soggettivi di prurito o di bruciore.

Come va idratata la cute atopica?

Va sottolineato che il trattamento emolliente è un momento fondamentale per la cura della DA, perché la pelle atopica è costituzionalmente secca, quindi è fondamentale renderla morbida al fine di ricostituire quella barriera protettiva necessaria a contrastare le aggressioni esterne. Un valido e costante trattamento emolliente riduce le fasi infiammatorie e di conseguenza riduce la frequenza dell'utilizzo dei farmaci. Inoltre, è stato dimostrato che l'applicazione regolare di emollienti è capace di contrastare efficacemente l'induzione dell'atrofia cutanea da parte degli steroidi topici.

Il momento migliore per applicare l'emolliente è quello dopo il bagno, poiché la pelle è umida ed esso viene meglio assorbito. Spesso tuttavia è consigliabile applicare due o più volte al giorno l'emolliente, soprattutto quando la cute è molto secca.

Quanto emolliente va usato?

La quantità da applicare di un prodotto topico è individuata generalmente in 2 mg/cm², cioè circa 36 g per tutto il corpo di una persona di media corporatura, dato che la sua superficie ha un'estensione di circa 18.000 cm². In pratica si usa la regola del polpastrello (*fingertip unit*), che è la quantità di crema che sta su di un polpastrello (pari a circa 0.5 grammi) e che serve a coprire un'area pari a due palmi di adulto (Fig. 9, Capitolo 1). Se consideriamo che la cute atopica è secca "in toto" e che questa secchezza va costantemente corretta, e che un emolliente andrebbe applicato almeno due volte al dì, dobbiamo considerare che un adulto dovrebbe consumare circa mezzo chilo di prodotto emolliente alla settimana (36 grammi * 2 volte al dì * 7 giorni = 504 grammi) È chiaro a questo punto che la quantità di emolliente da applicare è ben maggiore di quella che spesso i pazienti usano. Da questo punto di vista, al posto del consueto tubetto di crema che basterebbe sì e no per un giorno di cura, è quindi consigliabile acquistare prodotti in confezioni più generose e magari dotate di *dispenser* a beccuccio per una maggiore igiene (Fig. 11, Capitolo 1).

Presidi medico-chirurgici

Nel Capitolo 3, riportiamo i principali prodotti dermatologici che possono trovare spazio nella gestione della DA.

Oltre ai farmaci sono elencati i prodotti per la detersione (*rinse off cosmetics*) ed infine quelli per l'idratazione e per la protezione in senso lato (*leave on cosmetics*). Come il lettore potrà vedere, quest'ultimo elenco è molto lungo; in realtà la lista comprende una scelta abbastanza ampia dei prodotti oggi in commercio in Italia, ma è lungi dall'essere esaustiva. Oltre ai galenici che un bravo dermatologo riesce a farsi preparare da un bravo farmacista, alcuni tra i prodotti preferiti dagli Autori, sia come detergenti sia come emollienti, sono quelli che trovate nelle illustrazioni.

Miscellanea

Accanto ai dermocosmetici, la gestione del paziente che soffre di DA trova giovamento anche dall'uso di pigiami speciali (Fig. 15, Capitolo 1) e/o di tessuti per la biancheria intima realizzati con fibre di seta speciale (http://www.alpretec.com/ita/microderma.html) o con fibre trattate con l'argento (http://www.albermedimec.com/prodotti-div-san-10.cfm http://www.envicon.it/).

Si possono poi trovare in commercio anche altri presidi come guanti, alcuni realizzati senza cuciture e con polsino arretrato per evitare fastidiose irritazioni nelle pieghe del polso, calzini, fasce, tubulari e maschere facciali.

In mancanza di prodotti già pronti si possono avere dei buoni risultati anche con delle semplici garze e delle reti elastiche (Fig. 16, Capitolo 1).

Le associazioni dei pazienti come l'italiana AIEA (http://www.eczematopico.it/) forniscono anche i links con le principali associazioni internazionali che si occupano di DA (ad esempio National Eczema Society, http://www.eczema.org/; National Eczema Association for Science and Education, http://www.eczema-assn.org/) che a loro volta danno dei links con i più quotati fabbricanti di materiale utile per l'atopico (aspirapolvere, materassi, coprimaterassi e federe antiacaro, ecc.).

Mini atlante fotografico

C. Gelmetti

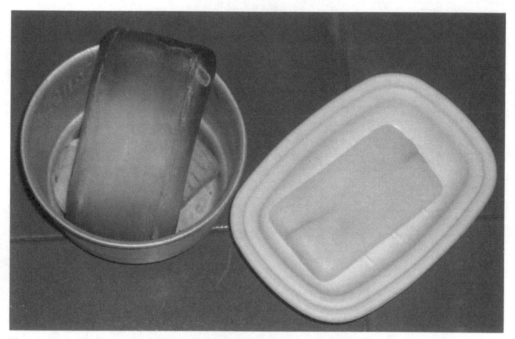

Fig. 1. Foto di due saponi "tipo Marsiglia" dopo un lungo periodo d'uso. A sinistra, un sapone da bucato di scarsa qualità si presenta con fratture multiple e con un colore giallo-bruno. Inoltre, quando bagnato, ha anche un odore sgradevole. A destra un sapone prodotto con sostanze di qualità superiore, in genere olio di palma e di cocco. Presenta un colore simile a quando fu acquistato ed è sostanzialmente inodore

C. Gelmetti

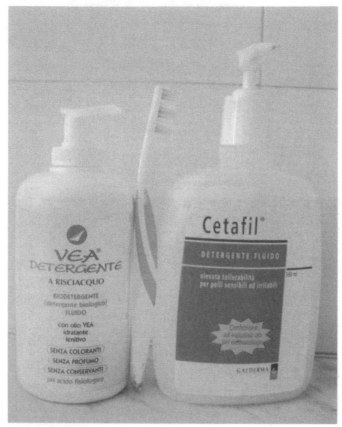

Fig. 2. Foto di due detergenti liquidi (*syndets*) moderni ipoallergenici. Non solo sono di grande formato (vedi il confronto con lo spazzolino da denti) e quindi economici, ma sono anche confezionati con un pratico dispenser a beccuccio che minimizza l'ingresso di contaminanti

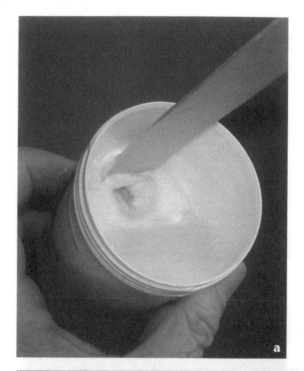

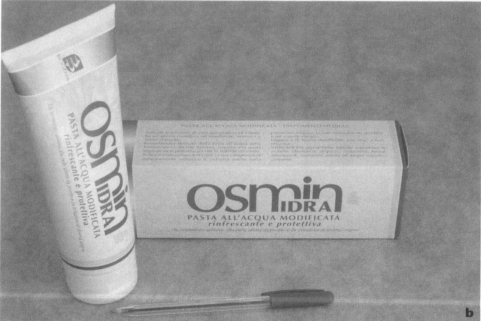

Fig. 3a,b. I galenici possono essere molto utili ma devono essere correttamente prescritti e conservati. **a** La pasta all'acqua classica è stata lasciata all'aria aperta e quindi la componente solida si è depositata al fondo mentre un velo d'acqua galleggia. Bisogna aggiungere un po' d'acqua per rimpiazzare quella evaporata e rimestare con un oggetto pulito. **b** Una moderna pasta all'acqua modificata prodotta dall'industria e di grande formato (confronto con la penna biro)

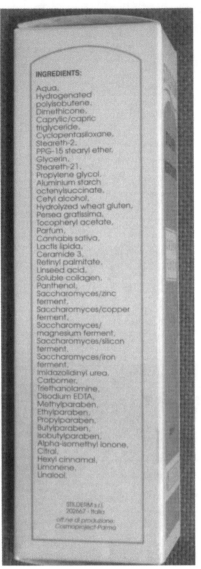

Fig. 4. È meglio che la composizione di un dermoco-smetico sia semplice. In questo caso vi sono decine di ingredienti! Se vi fosse un'intolleranza qualsiasi sarebbe difficile identificare il colpevole

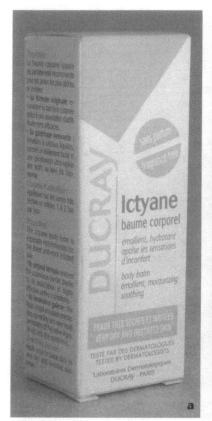 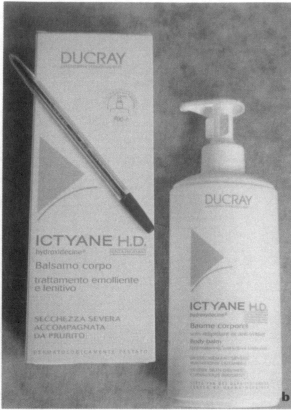

Fig. 5. Un dermocosmetico classico e **b** la sua ultima versione, progettata apposta per la DA. La dimensione è rilevante (vedi confronto con la penna) e il dispenser aumenta la sicurezza

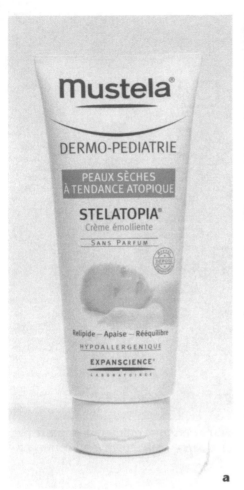
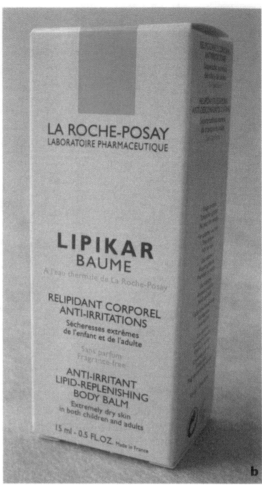

Fig. 6a,b. Due dermocosmetici molto usati nella gestione della DA. **a** Contiene estratti di girasole **b** Contiene estratti di karité

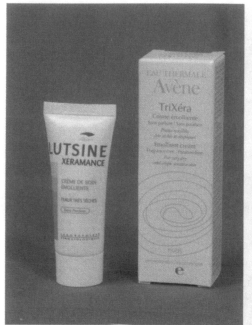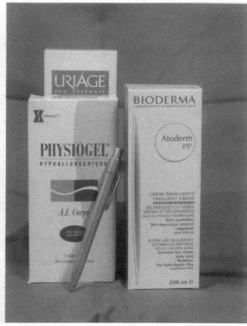

Fig. 7. Cinque emollienti moderni di buona qualità e di buona capacità (circa 200ml)

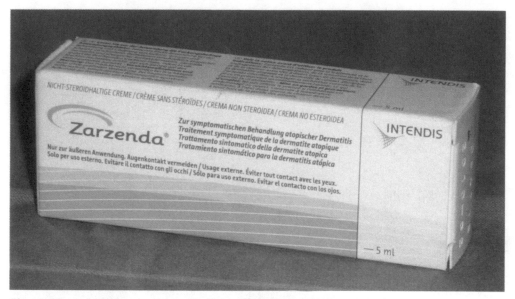

Fig. 8. Un recente cosmeceutico testato nella dermatite atopica con azione antinfiammatoria e antiossidante

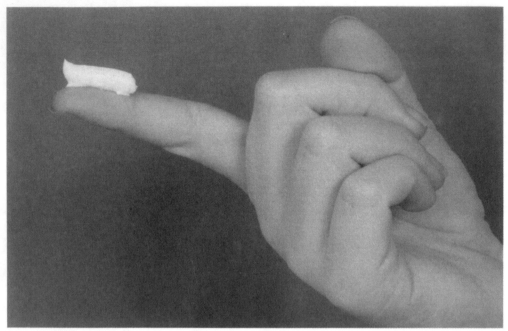

Fig. 9. La quantità di crema dermocosmetica da applicare è pari ad un polpastrello per un'area di due palmi

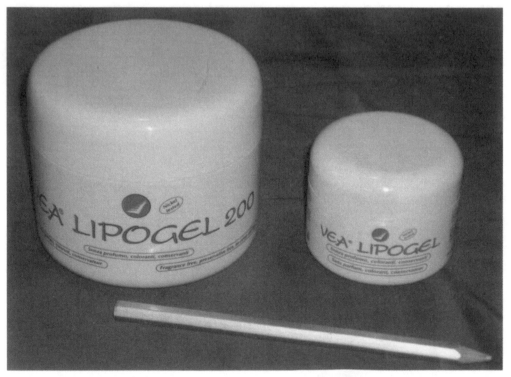

Fig. 10. Un prodotto ben tollerato dagli atopici. La confezione a sinistra contiene il quadruplo di quella standard

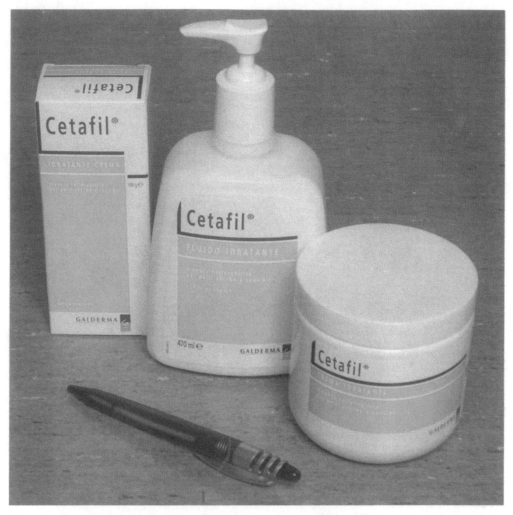

Fig. 11. Questo classico emolliente viene ben tollerato dalla maggior parte dei pazienti e si trova, in grande formato, anche col dispenser a beccuccio

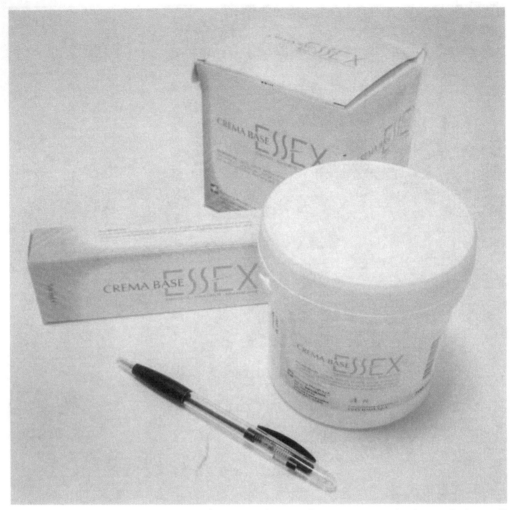

Fig. 12. Questo classico prodotto è molto "leggero" e si trova anche in confezione di grande formato

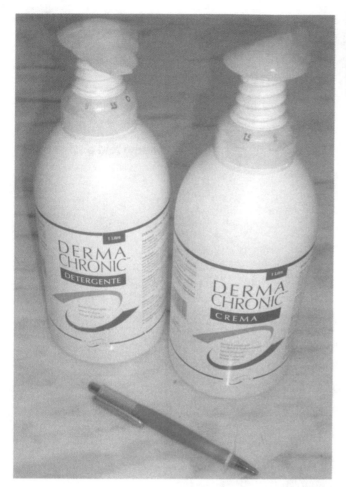

Fig. 13. Due prodotti (a sinistra il detergente, a destra l'emolliente) da un litro di capacità! Un record per il nostro paese (all'estero si trovano anche da 1,5 e da 2 litri)

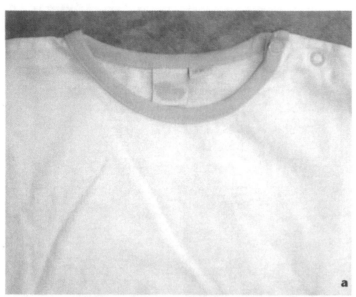

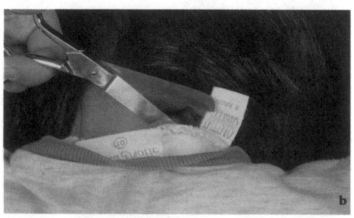

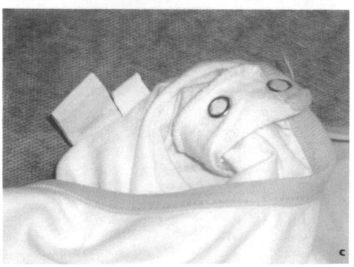

Fig. 14. a I vestiti che devono essere indossati a contatto con la pelle devono essere normalmente di cotone. **b, c** Elementi che possono graffiare (etichette, chiusure-lampo, ecc) o allergizzare (chiusure metalliche, ecc) vanno tolti o schermati

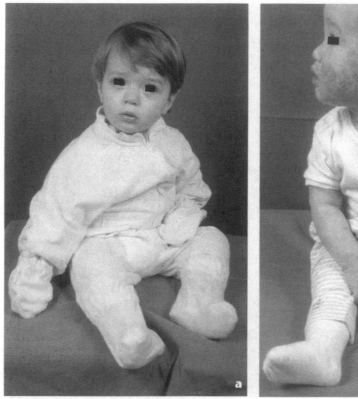 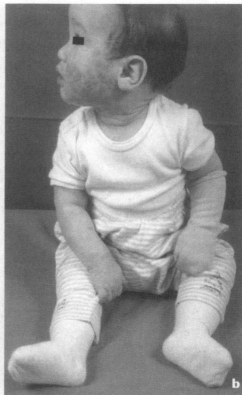

Fig. 15. a Per evitare il grattamento notturno ed i relativi rischi, esistono speciali pigiami con manopole incorporate nella manica che il bimbo non può quindi rimuovere. **b** Per ottenere un risultato simile artigianalmente, si suggerisce di usare calze lunghe di cotone calzate come se fossero guanti e poi ricoprire con le maniche lunghe del pigiama

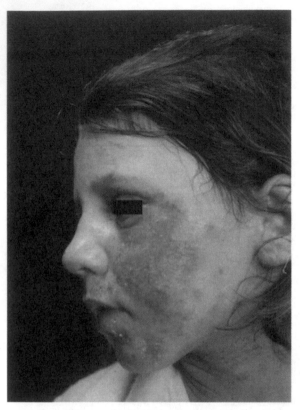

Fig. 16. Una medicazione coperta per le fasi acute della DA è fondamentale e non è difficile. Basta prendere delle garze e praticare con una forbice dei fori in corrispondenza degli orifizi: Dopodiché una semplice rete elastica tiene in sede la medicazione

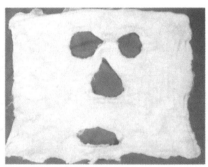

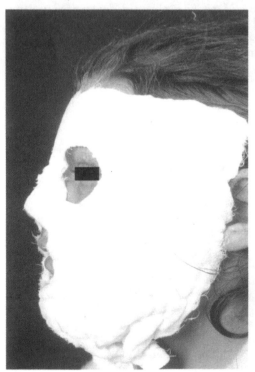

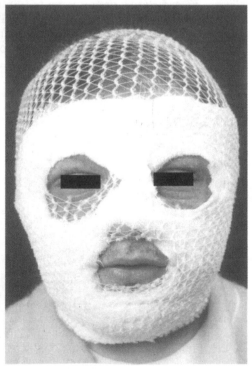

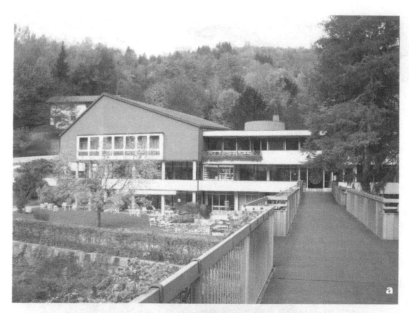

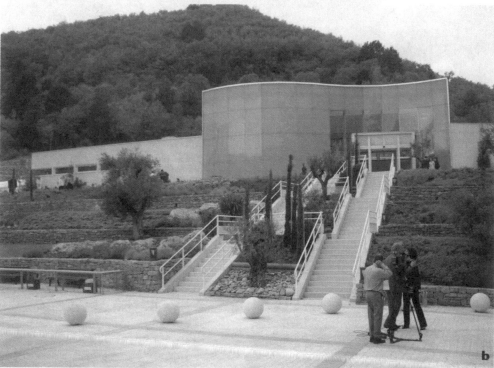

Fig. 17a,b. Le terme che si vantano di curare la DA sono tante. Alcune, come quelle di Comano **a** (riprodotto da Gelmetti C (2007) Il progetto "scuola dell'atopia" in Italia. In: Gelmetti C (ed) La scuola dell'atopia. Springer, Milano, pp 1-5) o di Avène **b** hanno anche dei corsi per la Scuola dell'Atopia

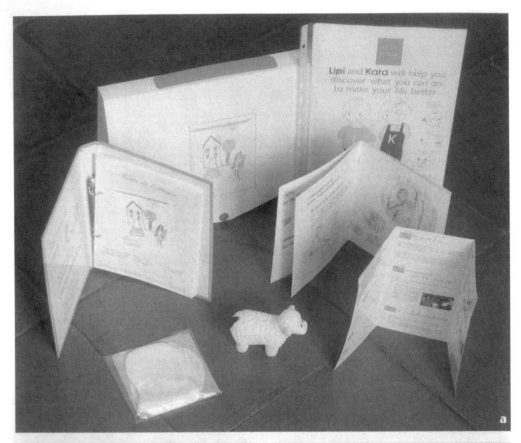

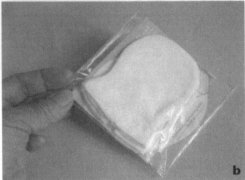

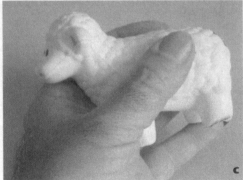

Fig. 18a-c. In Francia sono molto attive nel campo della DA le terme della Roche-Posay, che contribuiscono fattivamente alla Scuola dell'Atopia anche con materiale ludico ed informativo (**a**). Questa cartella, oltre a libretti istruttivi e divertenti, contiene anche delle manopoline di cotone (**b**) ed un agnellino "antistress" (**c**) che il bambino può manipolare a piacere, evitando di grattarsi

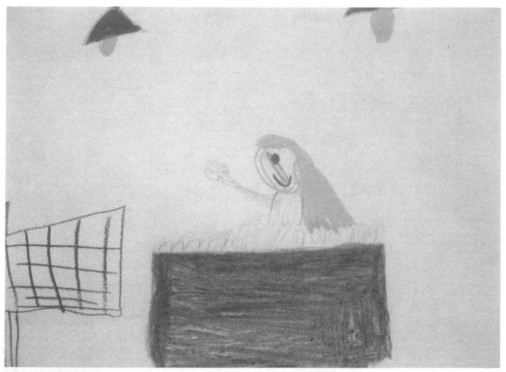

Fig. 19. I bagni termali possono essere utili per molti pazienti. Il disegno di questa bambina ci fa capire che le erano piaciuti!

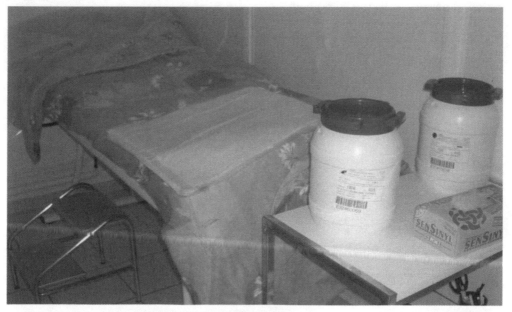

Fig. 20. Dove si trattano i pazienti atopici professionalmente non si lesina sulla quantità di emollienti da applicare. Guardate la dimensione dei barattoli di creme (figura in basso, riprodotta da Gelmetti C (2007) Il progetto "scuola dell'atopia" in Italia. In: Gelmetti C (ed) La scuola dell'atopia. Springer, Milano, pp 1-5)

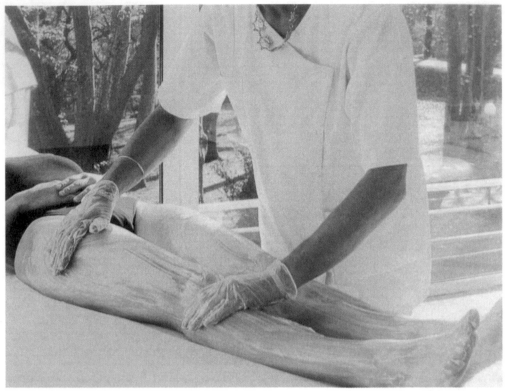

Fig. 21. Ma, se non credete ai barattoli, guardate l'istantanea di questa medicazione! (da materiale promozionale per le terme di Avène, modificato)

Terapia termale per la dermatite atopica

A. Calza, G. Zumiani

L'Italia è un paese ricchissimo di terme per tutti i gusti ed una descrizione esaustiva delle cure termali disponibili nel nostro paese andrebbe ben oltre i limiti di questo libro. Accanto alle terme "ufficiali" vi sono infatti una miriade di sorgenti più o meno benefiche, talora conosciute solo dai locali. In questo capitoletto vogliamo dare solo una istantanea delle terme "dermatologiche" italiane. A chi volesse approfondire il tema, consigliamo di leggere il capitolo sulla terapia termale apparso sul libro *"La scuola dell'atopia"* (C. Gelmetti, 2007, Springer).[1]

Le cure termali sono un insieme di cure basato sull'uso di risorse naturali fruite nel loro stesso luogo di origine; di questo gruppo fanno parte i mezzi di cura definiti crenoterapici, cioè trattamenti con acqua termale (bagni, cura idropinica, inalazioni e areosol), con fanghi o altri peloidi e le grotte sudatorie. Il termine crenoterapia deriva dal greco ("crené" = sorgente) e indica il complesso di cure eseguite con acque minerali e termali. Secondo la legislazione italiana sono considerate acque minerali quelle che vengono adoperate per le loro proprietà terapeutiche o igieniche speciali, sorgive e batteriologicamente pure. La presenza di proprietà terapeutiche si radica da secoli nell'empirismo di una tradizione consolidata fin dall'antichità, anche se negli ultimi decenni si è cercato di valutare in modo più scientifico l'efficacia di questi trattamenti.

Le acque di maggior interesse per il trattamento di patologie dermatologiche sono: le acque sulfuree, le acque salsobromoiodiche, le arsenicali-ferruginose e le oligominerali; in particolare, tra queste ultime, le acque bicarbonato-calcio-magnesiache sono le più indicate per il trattamento delle patologie cutanee su base immunologica come la psoriasi, le dermatiti di tipo allergico e la dermatite atopica. Una rapida scorsa dell'elenco allegato rivela che, benché quasi tutte le terme "dermatologiche" italiane riportino gli "eczemi" tra le indicazioni (insieme, spesso, alla dermatite seborroica e alla psoriasi), solo poche tra esse citano espressamente la dermatite atopica. Un'altra osservazione generale è che la cura termale è generalmente sconsigliata se la dermatite è in fase acuta, specialmente nei bambini. In ogni caso va detto che la presenza o l'insorgenza durante il trattamento di malattie esantematiche dell'infanzia, gli stati febbrili, la presenza di impetiginizzazione delle dermatiti sono tutte *controindicazioni assolute* alla terapia termale. In tali casi si sospende la cura fino alla completa risoluzione del quadro clinico.

---

[1] Zumiani G (2007) Terapia termale. In: Gelmetti C (ed) La scuola dell'atopia. Springer, Milano.

Senza entrare nel campo, pure importante, degli aspetti di tipo ambientale (allontanamento dall'inquinamento e dagli allergeni) e di tipo psicologico (allontanamento da situazioni ansiogene o conflittuali), va sottolineato che la cura termale per le patologie dermatologiche viene principalmente utilizzata sotto forma di balneoterapia.

In linea di massima, la terapia termale dermatologica è effettuata con immersioni in piscine termali oppure con bagni individuali in vasca; in entrambi i casi è prevista una cura protratta per almeno 12-14 giorni, all'interno dei quali si svolge un ciclo di 12-14 bagni, alla temperatura minima di 34°C e massima di 38°C, della durata variabile da 10 a 20 minuti ciascuno, a seconda della condizione di salute generale del paziente e della fase della patologia dermatologica. Nei bambini, a partire dall'ottavo mese di età, si inizia con bagni tiepidi e brevi (5-10 minuti) di cui si aumenta gradatamente la durata (15-20 minuti). Tecniche di balneoterapia più particolari sono previste, ad esempio, per le acque arsenicali-ferruginose.

Prima di inviare i pazienti alle terme, oltre ad informare gli stessi che il beneficio non può essere ottenuto se la dermatite è troppo accesa, bisogna anche dire che, in corso di crenoterapia, si riscontra di frequente l'insorgenza di un'esacerbazione transitoria del quadro clinico (eritema, prurito) dopo 5-7 giorni dall'inizio della cura. Questo fenomeno ("reazione termale") si osserva soprattutto nei casi in cui la malattia dermatologica non è stabile ma presenta oscillazioni varie, mentre è meno riscontrata in pazienti con patologia cronicizzata con xerosi cutanea e lichenificazione. La "reazione termale" è transitoria e si risolve al termine della balneoterapia.

Solitamente durante il periodo della balneoterapia non si utilizzano farmaci (a meno che non insorga una situazione per cui sono indicati e necessari), ma è consentito l'uso di una crema base da applicare dopo avere completato i trattamenti previsti per la giornata.

Per la cura della dermatite atopica il Sistema Sanitario Nazionale (secondo la normativa vigente) consente la prescrizione di un ciclo di dodici bagni termali all'anno nei centri termali accreditati per il trattamento di questa patologia.

Località termali italiane con indicazione dermatologica

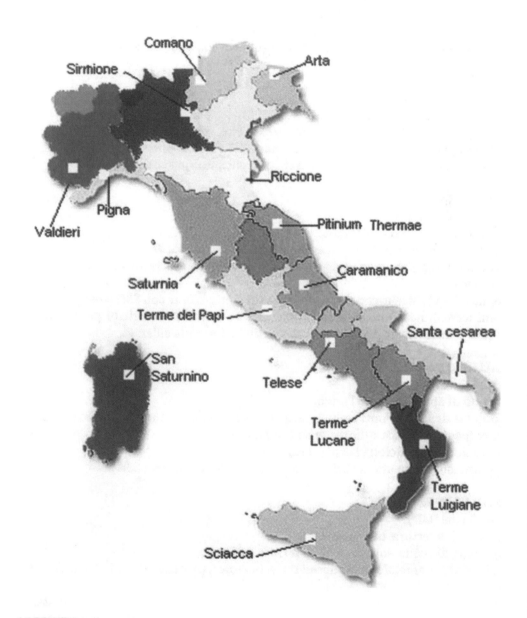

ABRUZZO

Caramanico Terme (PE)

Periodo di Apertura: aprile-novembre

Tipologia di acque: sulfureo salso bromo iodiche.

Indicazioni dermatologiche: sono utilizzate per la cura di acne, dermatite seborroica, psoriasi ed eczemi.

Applicazioni terapeutiche: balneoterapia (in convenzione con SSN).

BASILICATA
Terme Lucane (Latronico, PZ)
Periodo di apertura: maggio-ottobre
Tipologia di acqua: sulfurea a 22°C
Indicazioni dermatologiche: acne, dermatite seborroica, psoriasi, eczemi.
Applicazioni terapeutiche: balneoterapia (in convenzione con SSN).

CALABRIA
Terme Luigiane (CS)
Periodo di apertura: tutto l'anno.
Tipologia di acque: sulfureo salso bromo iodiche.
Indicazioni dermatologiche: acne, dermatite seborroica, psoriasi, eczemi.
Applicazioni terapeutiche: balneoterapia (in convenzione con SSN).

CAMPANIA
Terme di Telese (BN)
Periodo di apertura: tutto l'anno.
Tipologia di acque: sulfurea bicarbonato calcio magnesiaca.
Indicazioni dermatologiche: acne, dermatite seborroica, eczemi, psoriasi, dermatite atopica.
Applicazioni terapeutiche : balneoterapia (in convenzione con SSN sono previsti 12 bagni termali nell'anno solare). Il ciclo di cura termale consigliato per dermatite atopica è della durata di 12-14 giorni, ripetibile due volte all'anno.

EMILIA ROMAGNA
Terme di Riccione (RN)
Periodo di apertura: tutto l'anno.
Tipologia di acque: Fonte Isabella, acqua sulfurea salso bromo iodica; Fonte Adriana, acqua magnesiaca sulfurea salso bromo iodica.
Indicazioni dermatologiche: psoriasi, eczemi.
Applicazioni terapeutiche: balneoterapia (in convenzione con SSN).

FRIULI VENEZIA GIULIA
Arta Terme (UD)
Periodo di apertura: tutto l'anno.
Tipologia di acque: solfato alcalino terrosa sulfurea.
Indicazioni dermatologiche: dermatite seborroica, psoriasi, eczemi, dermatite atopica.
Applicazioni terapeutiche: balneoterapia (in convenzione con SSN sono previsti 12 bagni termali nell'anno solare). Il ciclo di cura termale consigliato per dermatite atopica è della durata di 12-14 giorni, ripetibile due volte l'anno.

LAZIO
Terme dei Papi (Viterbo)
Periodo di apertura: tutto l'anno.
Tipologia di acque: sulfureo solfato alcalino terrosa e fluorata

Indicazioni dermatologiche: acne, dermatite seborroica, psoriasi, eczemi.
Applicazioni terapeutiche: balneoterapia (in convenzione con SSN).

LIGURIA
Terme di Pigna (IM)
Periodo di apertura: tutto l'anno.
Tipologia di acqua: sulfurea ipotermale.
Indicazioni dermatologiche: acne, dermatite seborroica, psoriasi.
Applicazioni terapeutiche: balneoterapia (non convenzionata con SSN).

LOMBARDIA
Terme di Sirmione (BS)
Periodo di apertura: tutto l'anno.
Tipologia di acque: sulfuree salso bromo iodiche.
Indicazioni dermatologiche: acne, dermatite seborroica, psoriasi, eczemi.
Applicazioni terapeutiche: balneoterapia (in convenzione con SSN).

MARCHE
Pitinium Thermae (Macerata Feltria)
Periodo di apertura: marzo-dicembre.
Tipologia di acqua: sulfurea solfato calcio magnesiaca.
Indicazioni dermatologiche: dermatite seborroica, psoriasi, eczemi, dermatite atopica.
Applicazioni terapeutiche: balneoterapia (in convenzione con SSN sono previsti 12 bagni termali nell'anno solare). Il ciclo di cura termale consigliato per dermatite atopica è della durata di 12-14 giorni, ripetibile due volte l'anno.

PIEMONTE
Terme di Valdieri (CN)
Periodo di apertura: giugno-settembre.
Tipologia di acque: sulfuree solfato cloro sodiche, ipertermali (50-75 C°)
Indicazioni dermatologiche: acne, dermatite seborroica, psoriasi, eczema costituzionale, eczema da contatto.
Applicazioni terapeutiche: balneoterapia (in convenzione con SSN).

PUGLIA
Terme di Santa Cesarea (LE)
Periodo di apertura: marzo-novembre.
Tipologia di acque: salso bromo iodiche sulfuree.
Indicazioni dermatologiche: acne, dermatite seborroica, psoriasi, eczemi.
Applicazioni terapeutiche: balneoterapia (in convenzione con SSN).

SARDEGNA
Terme di San Saturnino (SS)
Periodo di apertura: aprile-dicembre.
Tipologia di acqua: sulfureo salso bromo iodica radioattiva.

Indicazioni dermatologiche: acne, dermatite seborroica, psoriasi, eczemi.
Applicazioni terapeutiche: balneoterapia (in convenzione con SSN).

SICILIA
Terme di Sciacca (AG)
Periodo di apertura: tutto l'anno.
Tipologia di acqua: sulfurea.
Indicazioni dermatologiche: acne, dermatite seborroica, psoriasi, eczemi, micosi.
Applicazioni terapeutiche: balneoterapia (in convenzione con SSN).

TOSCANA
Terme di Saturnia (GR)
Periodo di apertura: tutto l'anno.
Tipologia di acqua: sulfurea (37 C°).
Indicazioni dermatologiche: acne, dermatite seborroica, psoriasi, eczemi, micosi.
Applicazioni terapeutiche: balneoterapia (in convenzione con SSN).

TRENTINO ALTO ADIGE
Terme di Comano (TN)
Periodo di apertura: aprile-novembre e un mese dal 20 dicembre al 20 gennaio.
Tipologia di acqua: oligominerale, bicarbonato calcio magnesiaca, leggermente radioattiva, (27,7 C°).
Indicazioni dermatologiche: dermatite atopica, eczemi costituzionali, eczema da contatto, prurigo, psoriasi, dermatite seborroica, acne.
Applicazioni terapeutiche: balneoterapia (in convenzione con SSN sono previsti 12 bagni termali nell'anno solare). Il ciclo di cura termale consigliato per dermatite atopica è della durata di 12-14 giorni, ripetibile due volte l'anno.

Acque termali a confronto

	Avène	Comano Roche - Posay	Tabiano	Vichy
residuo secco	207 mg/l	190 mg/l	4120 mg/l	
silice	14 mg/l	4,90 mg/l		477,6 mg/l
Cl⁻	5,4 mg/l	0,80 mg/l	326 mg/l	
HCO3⁻	226,7 mg/l	196,5 mg/l	399 mg/l	608 mg/l
SO4⁻	13,1 mg/l	6,90 mg/l	1980 mg/l	
Ca	42,7 mg/l	48,9 mg/l	193 mg/l	590 mg/l
Mg	21,2 mg/l	12,1 mg/l	8,6 mg/l	134,5 mg/l
Na	4,8 mg/l	2,0 mg/l	433 mg/l	151 mg/l
Zn	20 µg/l	43	46 µg/l	13 mg/l

Selezione dei prodotti

C. Gelmetti, A. Frasin, L. Maffeis,

- **ANTIBIOTICI**

- **ANTIMICOTICI**

- **ASSOCIAZIONI**

- **CORTISONICI**

- **COSMECEUTICI**

- **INIBITORI TOPICI DELLA CALCINEURINA**

- **MISCELLANEA**

- **PASTE**

Nota del curatore: l'elenco seguente dei dermocosmetici rappresenta solo una selezione dei prodotti disponibili sul mercato. Un elenco completo non può essere in ogni caso realizzato per la continua immissione sul mercato di nuovi prodotti e la scomparsa di altri. In alcuni casi non è stato possibile trovare la composizione del prodotto.

ANTIBIOTICI

NOME COMMERCIALE	Descrizione farmaco
Amik 2,5% crema tubo 30g	100g di crema contengono Amikacina solfato 3,337g (pari ad Amikacina base 2,500g)
Bactroban 2% crema 30g	1g di crema contiene Mupirocina sale di calcio 21,5mg corrispondente a Mupirocina 20mg.
Bactroban 2% crema 15g	1g di crema contiene Mupirocina sale di calcio 21,5mg corrispondente a Mupirocina 20mg.
Bactroban 2% unguento 30g	100g di pomata contengono mupirocina 2g
Bactroban 2% unguento 15g	100g di unguento contengono Mupirocina 2g
Ciclozinil 0,1% crema 30g	100 g contengono Gentamicina 0,1g (come Gentamicina solfato 0,166g)
Dermomycin 2% crema 20g	1g = fusidato di sodio 20mg
Dramigel 5% gel 30g	100g = amikacina solfato pari ad amikacina 5,0g
Eritromicina idi 3% gel 30g	100g di gel = Eritromicina base 3,00g
Eritromicina di 3% crema 30g	Eritromicina base 3,0g
Eritromicina Galderma 3% gel 30g	100g di gel contengono eritromicina base 3,0g
Eryacne 4% Gel 30g	100g contiene Eritromicina base 4,0g
Eutopic 0,1% crema 30g	100g contengono Gentamicina 0,1g (come Gentamicina solfato 0,166g)
Fucidin 2% crema 15g	1g = acido fusidico 20mg
Fucidin 2% unguento 15g	1g = sodio fusidato 20mg (pari a 19,18mg di acido fusidico)
Gentacream 0,1% crema 30g	100g contengono Gentamicina solfato 0,166g
Gentalyn 0,1% unguento 30g	100g = Gentamicina solfato 0,166g
Gentalyn 0,1% crema 30g	100g = Gentamicina solfato 0,166g
Gentamicina Allen 0,1% crema 30g	100g contengono Gentamicina solfato 0,166g (pari a gentamicina 0,1g)
Gentamicina di 0,1% crema 30g	100g contengono Gentamicina 0,1g (come Gentamicina solfato 0,166g).
Gentamicina DOC 0,1% crema 30g	100g contengono Gentamicina solfato 0,166g
Gentamicina EG 0,1% crema 30g	100g contengono Gentamicina solfato 166mg.

segue *ANTIBIOTICI*

NOME COMMERCIALE	Descrizione farmaco
Gentamicina Hexal 0,1% crema 30g	100g contengono Gentamicina solfato 0,166g (pari a gentamicina 0,1g)
Gentamicina Alter 0,1% crema 30g	100g contengono Gentamicina 0,1g (come Gentamicina solfato 0,166g).
Gentamicina Merck 0,1% crema 30g	100g contengono Gentamicina solfato 166mg
Gentamicina Pliva 0,1% crema 30g	100g contengono gentamicina 0,1g (come gentamicina solfato 0,166g) - scheda in sede
Gentamicina Ratiopharm 0,1% crema 30g	100g di crema contengono Gentamicina 0,1g (come Gentamicina solfato 0,166g)
Gentamicina Teva 0,1% cr 30g	100g contengono Gentamicina 0,1g (come Gentamicina solfato 0,166g)
Likacin 5% gel 30g	100g = amikacina solfato pari ad Amikacina 5,0g
Mikan 2,5% crema 30g	100g = amikacina solfato 3,337g (pari ad amikacina base 2,5g)
Mikan 2,5% polvere aspersoria 30g	100g = amikacina solfato 3,337g (pari ad amikacina base 2,5g)
Mecloderm 1% crema 30g	100g = meclociclina solfosalicilato anidra 1,457g (pari a meclociclina base 1g)
Mecloderm antiacne schiuma 30g	100g contengono meclociclina solfosalicilato anidra 2,914g (pari a meclociclina base 2g)
Meclutin 1% unguento 30g	100g = meclociclina solfosalicilato 1,495g (pari a 1g di meclociclina base)
Mupiskin 2% ung 30g	100g di unguento contengono Mupirocina 2g
Mupiskin 2% ung 15g	100g contengono Mupirocina 2g
Natafucin 2% crema 25g	100g = natamicina 2g (2.000.000 di unita')
Streptosil Neomicina polvere 10g	Neomicina solfato 0,05g, solfatiazolo 9,95g
Tacigen 0,1% crema 30g	100g contengono Gentamicina solfato 0,166g PARI A Gentamicina 0,1g
Traumatociclina unguento 30g	100 g contengono: meclociclina solfosalicilato 1,495 g

ANTIMICOTICI

NOME COMMERCIALE	Descrizione farmaco
Antimicotico Same 1% crema 30g	Clotrimazolo 1g
Azolmen 1% crema 30g	Bifonazolo 1g
Azolmen 1% gel 30g	100g = Bifonazolo 1g
Azolmen 1% polvere 30g	100g = Bifonazolo 1g
Azolmen 1% lozione 30ml	100ml = Bifonazolo 1g
Batrafen 1% polvere 30g	Ciclopiroxolamina 10mg
Batrafen 1% crema 30g	Ciclopiroxolamina 10mg
Bifazol 1% crema 30g	100g = bifonazolo 1g
Bifazol 1% polvere 30g	100g = bifonazolo 1g
Biroxol 1% crema 30g	100g = ciclopiroxolamina 1g
Biroxol 1% lozione 30g	100g = ciclopiroxolamina 1g
Brumixol 1% crema 30g	100g = ciclopiroxolamina 1g
Brumixol 1% lozione 30ml	100ml = ciclopiroxolamina 1g
Canesten 1% polvere 30g	clotrimazolo 0,3 g
Canesten 1% lozione 30ml	clotrimazolo 0,3 g
Canesten 1% crema 30g	100g = Clotrimazolo (bis-fenil-(2-cloro-fenil)-1-imidazolil-metano) 1g
Canesten 1% spray 40ml	clotrimazolo 0,3 g
Chemionazolo 1% crema 30g	100g = econazolo nitrato 1g
Chemionazolo 1% polvere 30g	100g = econazolo nitrato 1g
Daktarin 2% polvere 30g	1 g contiene: miconazolo nitrato 20 mg
Daktarin*2% crema 30g	1 g contiene: miconazolo nitrato 20 mg
Daktarin*2% emulsione cutanea flacone 30g	1g = miconazolo nitrato 20mg
Daktarin*2% schiuma cutanea 6buste 10g	1g = miconazolo nitrato 20mg
Daskil*1% spray cutaneo, soluzione 30ml	Terbinafina 10mg cloridrato per 1g di soluzione spray
Daskil 1% crema 20g	1g = terbinafina cloridrato 10mg

C. Gelmetti et al.

segue ANTIMICOTICI

NOME COMMERCIALE

NOME COMMERCIALE	Descrizione farmaco
Dermazol 1% crema 30g	100g = econazolo nitrato g 1
Diflucan 5mg/g gel 20g	Fluconazolo 5mg
Ecodergin 1%*crema derm 30g	100g = Econazolo nitrato 1g
Ecomi*Crema dermatologica 30g 1%	100g = econazolo nitrato 1g
Ecomi*Polvere dermatologica 30g 1%	100g = econazolo nitrato 1g
Ecomi*Latte dermatologico 30ml 1%.	100ml = econazolo nitrato 1g
Econazolo Merck Gen*1% crema 30g	100g contengono Econazolo nitrato 1g
Econazolo Pliva*crema derm 1%	100g contiene: Econazolo nitrato 1,00g
Econazolo Sandoz*1% crema tubo 30g	100g di crema contengono Econazolo nitrato 1,00g (equivalente ad Econazolo base 0,86g)
Econazolo Sandoz*1% polv cut fl 30g	100g contengono Econazolo nitrato 1,00g (equivalente a econazolo base 0,86g)
Ecosteril*crema dermatologica 30g 1%	100g contengono Econazolo nitrato 1g
Falvin*spray da nebulizzare 30ml 2%	Fenticonazolo nitrato 2g/100ml
Falvin*crema 30g 2%	Fenticonazolo nitrato 2g/100g
Ifenec Dermatologico*Unguento 30g 1%	100 g contengono: econazolonitrato 1 g
Ifenec Dermatologico*Polvere 30g 1%	100 g contengono: econazolonitrato 1 g
Ifenec Dermatologico*Emulsione 30g 1%	100 g contengono: econazolonitrato 1 g
Lamisil* 20g crema tubo c/dispenser	1g = terbinafina cloridrato 10,000mg
Lamisil* 1% spray derm 1fl 30ml	1g = terbinafina 10mg
Locetar 0,25%*crema tubo 20g	100g di crema contiene amorolfina cloridrato 278,8mg pari a amorolfina base 250mg
Lomexin*polvere aspersoria 50g 2%	100g contengono fenticonazolo nitrato 2g (pari a fenticonazolo 1,757g)
Lomexin*Schiuma dermatologica 100ml 2%	100g = fenticonazolo nitrato 2g (pari a fenticonazolo 1,757g)
Lomexin*crema dermatologica 30g 2%	100g contengono fenticonazolo nitrato 2g (pari a fenticonazolo 1,757g)

Micetal*1% crema tb 30g — 100g di crema contengono flutrimazolo 1g

Micetal*1% gel fl 100mg — 100g di gel contengono flutrimazolo 1g

Miclast*1% crema tubo 30g — 100g contengono Ciclopiroxolamina 1g

Miclast*1% emulsione fl 30g+c/gocce — 100g = ciclopiroxolamina 1g

SMiconal*Crema dermatologica 2% 30g — 1g = miconazolo nitrato 20mg

Miconal*Polvere dermatologica 2% 20g — 1g = miconazolo nitrato 20mg

Micos*pomata dermatologico 30g 1% — 100g di pomata dermatologica contengono: Econazolo nitrato 1g.

Micos*latte dermatologico 30ml 1% — 100g di latte dermatologico contengono: Econazolo nitrato 1g.

Micotef Lipogel*2% crema 30g — 100g contengono Miconazolo 2g

Micoxolamina*1% cr derm 30g — 100g = ciclopiroxolamina (D.C.It.) 1,000g

Micoxolamina*1% latte derm 30g — 100g = ciclopiroxolamina (D.C.It) 1,000g

Micutrin*Crema dermatologica 1% 30g — 100g = pirro nitrina 1g

Miderm*Schiuma detergente 6 bustine 2% — 1g = miconazolo nitrato 20mg

Nizoral*crema derm 30g 2% — 1g = ketoconazolo 20mg

Pevaryl*Crema dermatologica 30g 1% — 100g = econazolo nitrato 1,0g

Pevaryl*Polvere dermatologica 30g 1% — 100g = econazolo nitrato 1,0g

Pevaryl*Spray soluzione dermatologica 1% 30ml — 100g = econazolo nitrato 1,0g

Pevaryl*Latte dermatologico 30ml 1% — 100g = econazolo nitrato 1,0g

Pevaryl*Schiuma 6 bustine 10g — 100g = econazolo 1,0g

Pivanazolo*pomata dermatologica 2,7% 30g — 100g contengono pivaloilossimetil miconazolo cloruro 2,7g

Prilagin*2% latte dermatologico 30g — Ogni grammo di latte contiene Miconazolo nitrato 20mg

Sertacream*crema dermatologica 30g 2% — 100g di crema contengono: sertaconazolo nitrato 2g

Sertaderm*2g /100g crema 30g — sertaconazolo nitrato 2g

Suadian*crema 1% 30g — 1g = Naftifina cloridrato 10mg

Suadian*gel 1% 30g — naftifina cloridrato 10 mg

Tinaderm*Crema 30g — 1 g contiene: tolnaftato 10 mg

Tolmicen*Crema 30g 1% — 100g = Tolciclato 1g

Tolmicen*Unguento 30g 1% — 100g = Tolciclato 1g

Tolmicen*Polvere 100g 0,5% — 100g = Tolciclato 0,5g

Tolmicen*Lozione 30ml 1% — 100ml = Tolciclato 1g

segue ANTIMICOTICI

NOME COMMERCIALE	Descrizione farmaco
Travogen*1% crema 20g	100g = Isoconazolo nitrato 1g
Triatop*Sh 1% fl 120ml	Un grammo contiene: ketoconazolo 10 mg
Trosyd D*1% polvere cutanea flacone 30g	100g = Tioconazolo 1g
Trosyd D*1% emulsione cutanea flacone 30g	100g = Tioconazolo 1g
Trosyd D*1% crema tubo 30g	1g = Tioconazolo 10mg

ASSOCIAZIONI

NOME COMMERCIALE	Descrizione farmaco
Anfocort 0,1%/100UI crema 30g	1g : alcinonide 1,0 mg, amfotericina B 10,000 UI
Aureocort pomata 30g	100g = clortetraciclina cloridrata 3g, triamcinolone acetonide (9alfa fluoro-11 beta, 21 diidrossi-16alfa, 17 alfa-isopropilidendiossi-1,4 pregnadiene-3,20 dione) 0,10g
Beben Clorossina*emulsione cutanea 30ml 0,1%+0,5%	100g = betametasone benzoato 0,1g, clorossina 0,5g
Beben Clorossina*crema 30g 0,025%+0,5%	100g = betametasone benzoato 0,025g, clorossina 0,5g
Beben Clorossina*crema 30g 0,1%+0,5%	100g = betametasone benzoato 0,1g, clorossina 0,5g
Betacream*0,1%+0,1% cr 30g	100g di crema contengono Gentamicina 0,1g (come gentamicina solfato 0,166g), Betametasone 0,1g (come betametasone valerato 0,122g)
Cicatrene*Spray 90g	Polimixina B solfato 200.000 U.I., Bacitracina zinco 10.000 U.I,
Cortison Chemicetina II*2,5%+2% pom 20g	100g contengono Cloramfenicolo 2g, Idrocortisone acetato 2,5g
Dermabiolene*0,1%+0,1% crema 30g	100g contengono Gentamicina 0,1g (come Gentamicina solfato), Betametasone 0,1g (come Betametasone valerato)
Dermaflogil*Crema dermatologica 30g	100g = diflucortolone valerato 100mg, kanamicina solfato 3g
Desamix Effe*0,3%+1% crema 30g	100g contengono Desametasone 0,3g, Clotrimazolo 1g
Desamix Neomicina*0,5%+0,5% crema 15g	100g = desametasone 0,50g, neomicina solfato 0,50g
Diproform*crema 30g	100g contengono Betametasone dipropionato 0,064g, Iodoclorossichinolina 3g
Diproform*pomata 30g	100g contengono Betametasone dipropionato 0,064g, Iodoclorossichinolina 3g
Diprosalic*unguento dermatologico 30g	Betametasone dipropionato 0,05%, acido salicilico 3%
Diprosalic*lozione uso esterno 30g	Betametasone dipropionato 0,05%, acido salicilico 2%
Ecoval*70 N pomata 30g con Neomicina	100g = betametasone valerato 0,122g, neomicina solfato 0,5g
Egerian*0,1%+0,1% crema 30g	100g contengono Gentamicina solfato 0,166g pari a Gentamicina 0,1g, Betametasone valerato 0,122g pari a Betametasone 0,1g

segue ASSOCIAZIONI

NOME COMMERCIALE	Descrizione farmaco
FidagenBeta*0,1%+0,1% cr 30g	100g di crema contengono Gentamicina 0,1g (come gentamicina solfato), Betametasone 0,1g (come betametasone valerato)
Fucidin H* 2%+1% crema 15g	1g di crema contiene: acido fusidico 20mg, idrocortisone acetato 10mg
Gentalyn Beta*0,1%+0,1% crema 30g	100g = Gentamicina (come solfato) 0,1%, betametasone (come valerato) 0,1%
Gentalyn Beta*0,1%+0,05% crema 20g	100g = Gentamicina (come solfato) 0,1%, betametasone (come valerato) 0,05%
Gentamicina Betametasone ABC*0,1%+0,1% cr 30g	100g di crema contengono Gentamicina 0,1g (come Gentamicina solfato), Betametasone 0,1g (come Betametasone valerato)
Gentamicina Betametasone Idi*0,1%+0,1% cr 30g	100g contengono Gentamicina 0,1g (come Gentamicina solfato); Betametasone 0,1g (come Betametasone valerato).
Gentamicina Betametasone Alter*0,1%+0,1% cr 30g	100g di crema contengono Gentamicina 0,1g (come Gentamicina solfato 0,166g), Betametasone 0,1g (come Betametasone valerato 0,122g)
Gentamicina Betametasone Pliva*0,1%+0,1% cr 30g	100g di crema contengono gentamicina 0,1g; betametasone 0,1g
Gentamicina Betametasone ratiopharm*0,1%+0,1% cr 30g	100g di crema contengono Gentamicina 0,1g (come Gentamicina solfato), Betametasone 0,1g (come Betametasone valerato)
Gentamicina Betametasone Teva*0,1%+0,1% cr 30g	100g contengono Gentamicina 0,1g (come Gentamicina solfato); Betametasone 0,1g (come Betametasone valerato)
Gentamicina Betametasone Merck Gen*0,1%+0,1% cr 30g	100g di crema contengono Gentamicina 0,1g (come gentamicina solfato 0,166g), Betametasone 0,1g (come betametasone valerato 0,122g)
Gentamicina Betametasone EG*0,1%+0,1% cr 30g	100g di crema contengono Gentamicina 0,1g (come gentamicina solfato 0,166g), Betametasone 0,1g (come betametasone valerato 0,122g)
Gentamicina Betametasone Almus*0,1%+0,1% cr 30g	100g di crema contengono Gentamicina 0,1g (come gentamicina solfato 0,166g), Betametasone 0,1g (come betametasone valerato 0,122g)

Gentamicina Betametasone Allen*0,1%+0,1% cr 30g — 100g di crema contengono Gentamicina 0,1g (come gentamicina solfato 0,166g), Betametasone 0,1g (come betametasone valerato 0,122g)

Getason*0,1%+0,1% cr 30g — 100g di crema contengono Gentamicina 0,1g (come gentamicina solfato 0,166g), Betametasone 0,1g (come betametasone valerato 0,122g)

Halciderm Combi*crema 30g — 1g = alcinonide 1mg e 2500 UI di neomicina solfato

Impetex*crema 30g — Diflucortolone valerianato 0,1%, clorchinaldolo 1%

Kamelyn*0,1%+0,1% cr 30g — 100g contengono Gentamicina solfato 0,166g pari a Gentamicina 0,1g; Betametasone valerato 0,122g pari a Betametasone 0,1g

Kataval*crema 30g — Triamcinolone acetonide 0,1%, neomicina solfato 0,5% (pari a 0,35% di neomicina base)

Lauromicina*Unguento 30g — 100g = fluocinolone acetonide 0,025g, eritromicina stearato (pari a 1g di base) 1,667g

Localyn Neomicina*pomata 30g — Fluocinolone acetonide 0,025%, neomicina solfato 0,50%

Locorten*0,02g+0,5g unguento 30g — Flumetasone pivalato 0,02%, neomicina solfato 0,5%

Locorten*0,02%+3% unguento 30g — Flumetasone pivalato 0,02%, cliochinolo 3%

Locorten*0,02%+3% pasta cut 30g — Flumetasone pivalato 0,02%, cliochinolo 3%

Locorten*0,02%+3% crema 30g — Flumetasone pivalato 0,02%, cliochinolo 3%

Locorten*0,02g+0,5g crema 30g — Flumetasone pivalato 0,02%, neomicina solfato 0,5%

Losalen*pomata derm 30g — 100g = Flumetasone pivalato 0,02%, acido salicilico 3%

Mecloderm F*crema 30g — 100g = meclociclina solfosalicilato anidra 1,457g (pari a meclociclina base 1g), fluocinolone acetonide 0,025g

Meclutin*pomata dermatologico 30g — 100g = meclociclina solfosalicilato 1,495g (pari a 1g di meclociclina base), fluocinolone acetonide 0,020g

Menaderm*crema 30g — 100g = beclometasone - 17,21 - dipropionato 0,025g, neomicina solfato 0,5g

Micutrin Beta*Crema dermatologica 30g — 100g = pirrolnitrina 1g, betametasone valerato 0,1g

Neo Cortofen*pomata 30g — 100g = desametazone 0,500g, neomicina solfato 1g

C. Gelmetti et al.

segue ASSOCIAZIONI

NOME COMMERCIALE	Descrizione farmaco
Neo Medrol Veriderm°Unguento 30g	100g = 6 - metil - prednisolone acetato 0,25g (equivalente a 0,225g di metilprednisolone), neomicina solfato 0,50g (equivalente a 0,35g di neomicina base)
Nerisona C°0,1% crema idrof 30g	100g = diflucortolone valerato 0,1g, clorchinaldolo 1g
Pevisone°Latte dermatologico 30ml	100g = econazolo nitrato 1g, triamcinolone acetonide 0,10g
Sterozinil°0,1%+0,1% crema 30g	100g contengono Gentamicina 0,1g (come Gentamicina solfato), Betametasone 0,1g (come Betametasone valerato).
Streptosil Neomicina°pomata 20g	Neomicina solfato 0,1g, solfatiazolo 0,4g
Travocort°crema 20g	100g = diflucortolone valerato 0,1g, isoconazolo nitrato 1g
Trofodermin°spray 30ml	Clostebol 0,150g, neomicina solfato 0,150g

CORTISONICI

NOME COMMERCIALE	Descrizione farmaco
Advantan 0,1% crema Idrof 20g	Metilprednisolone aceponato 1mg/g
Advantan 0,1% crema 20g	Metilprednisolone aceponato 1mg/g
Advantan 0,1% unguento 20g	Metilprednisolone aceponato 1mg/g
Advantan 0,1% emuls cut 20g	Metilprednisolone aceponato 1mg/g
Altosone 0,1% crema 30g	Mometasone furoato 1mg/g
Altosone 0,1% unguento 30g	Mometasone furorato 1mg/g
Altosone 0,1% lozione 30g	Mometasone furoato 1mg/g
Atoactive pomata 30g	Fluocinolone acetonide 0,25 mg/g
Avancort 0,1% crema 20g	6-alfa-metilprednisolone aceponato 1mg/g
Avancort 0,1% pomata 20g	6-alfa-metilprednisolone aceponato 1mg/g
Avancort 0,1% unguento 20g	6-alfa-metilprednisolone aceponato 1mg/g
Beben 0,1% crema 30g	Betametasone 17-benzoato 1 mg/g
Beben 0,025% crema 30g	Betametasone 17-benzoato 0,25 mg/g
Beben 0,1% emuls 30ml	Betametasone 17-benzoato 1 mg/g
Beclometasone DOC 0,025% crema 30g	Beclometasone-17,21-dipropinato 0,25 mg/g
Beta 21 0,05% crema 30g	Betametasone 17-valerato 21-acetato 0,5 mg/g
Beta 21 0,05% unguento 30g	Betametasone 17-valerato 21-acetato 0,5 mg/g
Beta 21 0,05% emuls 30ml	Betametasone 17-valerato 21-acetato 0,5 mg/g
Betamesol 0,05% crema 30g	Betametasone 17,21 dipropionato 0,064g, pari a betametasone alcool 0,5 mg/g
Betametasone Sandoz 0,05% crema 30g	Betametasone dipropionato 0,5 mg/g
Betametasone C&Rf 0,05% unguento 30g	Betametasone dipropionato 0,5 mg/g
Bettamousse schiuma 100g	Betametasone 1mg/g (0,1%) come valerato/g
Bettamousse schiuma 50g	Betametasone 1mg/g (0,1%) come valerato 50mg

segue CORTISONICI

NOME COMMERCIALE	Descrizione farmaco
Bidien 0,025% unguento 30g	Budesonide 0,25 mg/g
Bidien 0,025% lozione 30g	Budesonide 0,25 mg/g
Bidien 0,025% crema 30g	Budesonide 0,25 mg/g
Celestoderm Mite 0,05% crema 20g	Betametasone valerato 0,61 mg/g
Clobesol 0,5% crema 30g	Clobetasolo propionato 0,5 mg/g
Clobesol 0,5% unguento 30g	Clobetasolo propionato 0,5 mg/g
Cortaid 0,5% crema 20g	Idrocortisone acetato 0,558g/100g (pari a idrocortisone 50 mg)
Cortamide 0,025% unguento 30g	Fluocinolone acetonide 0,25 mg/g
Cortical 0,3% pomata 20g	Diflucortolone valerianato 3 mg/g
Cortidro 0,5% crema 20g	Idrocortisone acetato 50 mg/g
Dermadex 0,1% crema 30g	100g = desametasone valerato 0,13g (pari a 0,10g di desametasone)
Dermatop crema 30g	Prednicarbato 2,5 mg/g
Dermatop pomata 30g	Prednicarbato 2,5mg/1g
Dermatop unguento 30g	Prednicarbato 2,5mg/1g
Dermaval 0,1% crema 30g	Diflucortolone valerato 10 mg/g
Dermirit 0,5% crema 20g	100g = Idrocortisone acetato 0,558g (pari a idrocortisone 0,5g)
Dermocortal 0,5% crema 20g	Diflucortolone valerato 0,5 mg/g
Dermolin 0,025% pomata 30g	100g contengono Fluocinolone Acetonide 0,025g
Dervin 0,3% crema 30g	Diflucortolene valerato 30 mg/g
Dervin 0,3% unguento 30g	100g = diflucortolone valerato 0,3g
Dicortal 0,1% crema 30g	Diflucortolone valerato 1 mg/g
Diprosone 0,05% crema 30g	100g = betametasone 17,21 dipropionato 0,064g, pari a betametasone alcool 0,05g
Diprosone 0,05% unguento 30g	100g = betametasone 17,21 dipropionato 0,064g, pari a betametasone alcool 0,05g

Prodotto	Composizione
Diprosone 0,05% lozione 30g	100g = betametasone 17,21 dipropionato 0,064g, pari a betametasone alcool 0,05g
Ecoval70 0,1% crema 30g	100g = betametasone valerato 0,122g, pari a betametasone 0,100g
Ecoval70 0,1% unguento 30g	100g = betametasone valerato 0,122g, pari a betametasone 0,100g
Ecoval70 0,1% lozione 30g	100g = betametasone valerato 0,122g, pari a betametasone 0,100g
Elocon 0,1% unguento 30g	1g = mometasone furoato 1mg
Elocon 0,1% lozione 30g	1g = mometasone furoato 1mg
Elocon 0,1% crema 30g	Mometasone furoato 1mg/g
Eumovate 0,05% crema 30g	100g = clobetasone butirrato 0,050g
Flixoderm 0,05% crema 30g	Fluticasone propionato (micronizzato) 0,5 m/g
Flixoderm 0,005% unguento 30g	Fluticasone propionato (micronizzato) 0,05 mg/g
Flu 21 pomata 30g	100g contengono Fluocinonide 0,05g
Flubason 0,25% emuls bustine m/ds 2g	Desossimetazone micronizzato sterile 2,5 mg/g
Flucortanest 0,1% crema 30g	100g = diflucortolone valerato 0,100g
Fluocit 0,025% pomata 30g	30 g di pomata contengono: principio attivo, fluocinolone acetonide mg 7,5.
Fluomix Same 0,025% emuls 30g	Fluocinolone acetonide 0,25g mg
Fluovitef 0,025% crema 30g	100g = fluocinolone acetonide 0,025 g
Halciderm pomata 30g	1g = alcinonide 1mg
Lanacort crema 0,5% 15g	100g = idrocortisone acetato 0,5g
Ledercort A10 0,1% crema 20g	100g = triamcinolone acetonide 0,100g
Ledercort A10 0,1% unguento 20g	100g = triamcinolone acetonide 0,100g
Legederm crema 0,1% 20g	100g = alclometasone dipropionato 0,1g, pari ad alclometasone 0,08g
Legederm 0,1% unguento 20g	100g = alclometasone dipropionato 0,1g, pari ad alclometasone 0,08g
Legederm 0,1% lozione 20g	100g = alclometasone dipropionato 0,1g, pari ad alclometasone 0,08g
Lenirit 0,5% crema 20g	100g = idrocortisone acetato 0,5g
Localyn 0,025% lozione 30ml	Fluocinolone acetonide 0,025%
Localyn 0,025% pomata 30g	Fluocinolone acetonide 0,025%
Locoidon 0,1% crema idrofila 30g	100g = idrocortisone 17-butirrato 0,1g
Locoidon 0,1% crema 30g	100g = idrocortisone 17-butirrato 0,1g

segue CORTISONICI

NOME COMMERCIALE	Descrizione farmaco
Locoidon 0,1% unguento 30g	100g = idrocortisone 17-butirrato 0,1g
Locoidon 0,1% emuls 30ml	100g = idrocortisone 17-butirrato 0,1g
Locoidon 0,1% lozione 30ml	100ml = idrocortisone 17-butirrato 0,1g
Locorten 0,02% emuls 30ml	100ml = flumetasone pivalato 0,02g
Menaderm lozione 30g	100g = beclometasone - 17,21 - dipropionato 0,025g, neomicina solfato 0,5g
Menaderm Simplex 0,025% crema 30g	100g = beclometasone - 17,21 - dipropionato 0,025g
Menaderm Simplex 0,025% lozione 30g	100g = beclometasone - 17,21 - dipropionato 0,025g
Nerisalic crema 30g	100g contengono Diflucortolone valerato 0,1g (0,1%); Acido salicilico 3,0g (3%)
Nerisona 0,1% sol cut 30ml	1g = diflucortolone valerato 1mg (0,1%)
Nerisona crema idrofoba 30g	1g = diflucortolone valerato 1mg (0,1%)
Nerisona 0,1% crema 30g	1g = diflucortolone valerato 1mg (0,1%)
Nerisona Forte 0,3% crema idrof 20g	100g = diflucortolone valerato 0,3g
Nerisona Forte 0,3% unguento 20g	100g = diflucortolone valerato 0,3g
Nerisona 0,1% unguento 30g	1g = diflucortolone valerato 1mg (0,1%)
Omniderm 0,025% crema 30g	100g= fluocinolone acetonide 25 mg
Olux 500mcg/g schiuma 100g	1g contiene 500mcg Clobetasolo propionato
Preferid 0,025% crema 30g	100g = budesonide 0,025g
Sintotrat 0,05% crema tubo 20mg	100g = idrocortisone acetato 0,5 g.
Soldesam 0,2% unguento 30g	100g = Desametasone sodio fosfato 200mg
Sterades 0,05g/100g crema 30g	100g = budesonide 0,025g
Sterolone 0,025% unguento 50g	100 g contengono: fluocinolone acetonide 0,025 g
Sterolone 0,025% unguento 30g	100 g contengono: fluocinolone acetonide 0,025 g
Sterolone 0,025% unguento 15g	100 g contengono: fluocinolone acetonide 0,025 g

Temetex 0,1% unguento 30g	100 g contengono: diflucortolone valerianato 0,1g
Temetex 0,3% unguento 20g	100 g contengono: diflucortolone valerianato 0,3 g
Temetex 0,1% pomata 30g	100g = Diflucortolone valerianato 0,1g
Temetex 0,3% pomata 20g	100g = Diflucortolone valerianato 0,3g
Temetex 0,1% crema 30g	100g = Diflucortolone valerianato 0,1g
Topsyn gel 30g	100g = fluocinonide 0,05 g
Topsyn 0,05% pomata 30g	100g = fluocinonide 0,05 g
Topsyn lozione 30ml	100g = fluocinonide 0,05 g
Ultraderm 0,025% lozione 20ml	Fluocinolone Acetonide 25 mg
Ultraderm 0,025% unguento 30g	Fluocinolone Acetonide 25 mg
Ultraderm 0,025% pomata 60g	Fluocinolone Acetonide 25 mg
Ultralan 0,25%+0,25% crema idrofoba 30g	100g contengono Fluocortolone 0,25g, Fluocortolone caproato 0,25g
Ultralan 0,25%+0,25% crema 30g	100g = fluocortolone pivalato 0,25g, fluocortolone caproato 0,25g, in una emulsione di olio in acqua poco grassa
Ultralan 0,25%+0,25% unguento 30g	1g contiene Fluocortolone 2,5mg (0,25%) e fluocortolone caproato 2,5mg (0,25%)
Ultralan 0,25%+0,25% emuls 30ml	100g = fluocortolone pivalato 0,25g, fluocortolone caproato 0,25g, in una emulsione olio in acqua
Vaspit unguento 15g	100 g contengono: fluocortin butly 0,75g
Vaspit crema 15g	100g di crema comtengono Fluocortinbutilestere 0,75g
Vaspit crema 30g	100g di crema comtengono Fluocortinbutilestere 0,75g
Vaspit crema idrofoba 30g	100g di crema idrofoba contengono Fluocortinbutilestere 0,75g

COSMECEUTICI

NOME COMMERCIALE	Descrizione farmaco
Advabase cr 50ml	Aqua, Decyl Oleate, Glyceryl Stearate, Caprylic/Capric/Stearic Triglyceride, Glycerin, PEG-40-Stearate, Cetearyl Alcohol, Hydrogenated Coco-Glycerides, Benzyl Alcohol, Disodium EDTA, BHT
Aliatop Junior cr 50ml	
Aliatop latte	Complesso vaselina/glicerina, Vitamina E.
	Burro di karitè, olio di palma,glicerina, vaselina
Atoderm cr 200ml	Vit. PP, Glicerina, Vaselina, Vit. E
Atoderm cr 500ml	
Atoderm-PP cr 200ml	Aqua, Ethylhexyl Palmitate, Butyrospermum Parkii, Pentylene Glycol, Arachidyl Alcohol,
Atopiclair Crema 40 ml	Behenyl Alcohol, Arachidyl Glucoside, Glyceryl Stearate, PEG-100 Stearate, Butylene Glycol, Glycyrrhetinic Acid, Capryloyl Glycine, Bisabolol, Tocopheryl Acefale, Carbomer, Ethylhexylglycerin, Piroctone Clamine, Sodium Hydroxide, Allantoin, DMDM Hydantoin, Vitìs Vinifera, Sodium Tiyaluronate, Disodium EDTA, Ascorbyl Tetraisopalmitate, Propyl Gallate, Telmesteine
Avalon cr 50ml	Aqua, Triisostearin, Cetearyl Alcohol, Sorbitan Isostearate, Glycerin, Polyglyceryl-3-Ricinoleate, C13-C14 Isoparaffin, Tocopheryl Acetate, Dimethicone, Laureth-7, Bisabolol, Sodium Polyacrylate, Hydrolyzed Oat Protein, Aloè Barbadensis, Disodium EDTA, Benzaldehyde
Aveeno baby barrier 100ml	Aqua, Zinc Oxide, Paraffinum Liquidum, Avena Sativa, Persea Gratissima, Glycerin, Cyclomethicone, Titanium Dioxide, Sorbitan Isostearate, PEG-2 Hydrogenated Castor Oil, PPG-15 Stearyl Ether, Cera Alba, Hydrogenated Vegetable Oil, Caprylic/Capric Triglyceride, Dimethicone, Ozokerite, Hydrogenated Castor Oil, Magnesium Sulfate, PEG-7 Hydrogenated Castor Oil, Sorbic Acid, Magnesium Stearate, Allantoin, Silica Dimethyl Silylate, Diazolidinyl Urea, Disodium EDTA, Panthenol, Dichlorobenzyl Alcohol, Glycyrrhetinic Acid, Ascorbyl Palmitate, Bisabolol, Trihydroxy Palmitamidohydroxypropyl Myristyl Ether, Parfum

Aveeno baby milk 150ml
Aveeno idratante cr 200ml

Aqua, Glycerin, Distearyldimonium Chloride, Petrolatum, Isopropyl Myristate, Cetyl Alcohol, Dimethicone, Avena Sativa (Oat) Kernel Flour Avena Sativa (Oat) Kernel Oil, Avena Sativa (Oat) Kernel Extract, Butyrospermum Parkii (Shea Butter), Stearyl Alcohol, Myristyl Alcohol, Steareth-20, Isopropyl Alcohol, Sodium Chloride, Potassium Sorbate, Benzyl Alcohol

Aveeno lenit vo cr 200ml

Aqua, Glycerin, Distearyldimonium Chloride, Petrolatum, Isopropyl Palmitate, Cetyl Alchol, Dimethicone, Avena Sativa, Menthol, Benzyl Alchol, Allantoin, Triticum Vulgare, Sodium Chloride

Avéne Hydrance latte corpo 200ml

(Avène) Aqua, Cyclomethicone, Glycerin, Paraffinum Liquidum, Prunus Dulcis, Isopropyl Palmitate, Squalane, Sorbitan Stearate, Carthamus Tinctorius, Beta-Sistosterol, Carbomer, Cetearyl Alcohol, Chlorphenesin, Parfum, Cetearyl Sulfate, Sodium Hydroxide, Glycine Soja, Sucrose Cocoate, Tocopheryl Acetate.

Bariederm cr 75ml

Aqua, hydrogenated polydecene, octyldodecanol, cetyl dimethicone copolyol, stearyl dimethicone, butylene glycol, glycerin, PVP, squalane, benzyl alcohol, magnesium sulfate, Brassica campestris sterols, dimethicone, chlorphenesin, O-cymen-5-ol, polyquaternium-51. Contiene ossido di zinco (11g).

BeBia bambir i cr 40ml
Bioclin crema dermatologica
fluida riequilibrante 150ml

Aqua, PEG-8, Cetearyl Octanoate, Oryza sativa, Steareth-2, PPG-15 Stearyl Ether, Steareth-21, Palmutoyl Hydrolyzed Wheat Protein, Dimethicone, Panthenol, Tocopheryl Acetate, Saccharomyces Lysate, Allantoin, Sodium PCA,Lysine PCA, Retynil Palmitate Polypeptide,Glycine Soja, Arginine, Carbomer, Imidazolidinyl Urea, Sodium Lactate, Methylparaben, Hydrogenated Lecithin, Propylparaben, Glycerin, Sorbitol, Phenoxyethanol, Disodium EDTA, Ethylparaben, BHA, BHT, Profumo.

Cetafil cr 450 j

Aqua, Glyceryl Polymethacryiate And Propylene Glycol, Petrolatum, Dicaprylyl Ether, Peg-5 Glyceryl Stearate, Glycerin, Dimethicone And Dimethiconol, Cetyl Alcohol, Sweet Almond Oil, Acrylates/C10-30 Alkyl Acryiate Crosspolymer, Tocopheryl Acetate, Phenoxyethanol, Benzyl Alcohol, Editane Disodium, Sodium Hydroxide, Lactic Acid

Cetafil fluido 470ml

Aqua, Glycerin, Hydrogenated Polyisobutene, Cetearyl Alcohol (And) Ceteareth-20, Macadamia Nut Oil, Dimethicone, Tocopheryl Acetate, Stearoxytrimethylsilane (And) Stearyl Alcohol, Panthenol, Farnesol, Benzyl Alcohol, Phenoxyethanol, Acrylates/C10-30 Alkyl Acrylate Crosspolymer, Sodium Hydroxide, Citric Acid

segue COSMECEUTICI

NOME COMMERCIALE	Descrizione farmaco
Cicalfate cr 40ml	(Avene) Aqua, Caprylic/Capric Triglyceride, Paraffinum Liquidum, Glycerin, Hydrogenated Vegetable Oil, Zinc Oxide, Propylene Glycol, Polyglyceryl -2 Sesquiisostearate, Peg-22/Dodecyl Glycol Copolymer, Aluminium Sucrose Octasulfate, Aluminium Stearate, Cera Alba, Copper Sulfate, Magnesium Sulfate, Cera Microcristallina, Zinc Sulfate
Cicalfate loz 40ml	(Avene) Aqua, Zinc Oxide, Peg-40 Hydrogenated Castor Oil, Aluminum Sucrose Octasulfate, Sodium Macnesium Silicate, Chlorphenesin, Copper Sulfate, Hectorite, Zinc Sulfate
Cicaplast cr 40ml	Aqua, Glycerin, Clopentasiloxane, Cyclohexasiloxane, Dimethicone, Dimethiconol Behenate, Sodium Citrate, Peg/Ppg-18/18, Dimethicone, Panthenol, Zinc Gluconate, Madecassoside, Dimethiconol, Manganese Gluconate, Sodium Hyaluronate, Disodium Edta, Copper Gluconate, Citric Acid, Polysorbate 20, Capryl Glycol/Caprylyl Glycol, Methylparaben
Avene Cold Cream cr 100ml	Paraffinum Liquidum, Avène Acqua, Cera Alba, Glyceryl Stearate, Cetyl Alcohol, C20-40 Pareth-10, Cetyl Phosphate, Parfum, Methylparaben, Sodium Hydroxide, Triethanolamine
Avene Cold Cream emuls 400ml	(Avène) Aqua, Carthamus Tinctorius, Paraffinum Liquidum, Cocos Nucifera, Cyclomethicone, Sesamun Indicum, C10-30 Cholesterol/Lanosterol Ester, Sorbitan Stearate, Glyceryl Stearate, Peg-100 Stearate, Allantoin, Cera Alba, Benzyl Alcohol, Cetyl Alcohol, Citric Acid, Parfum, Methylparaben, Phenoxyethanol, Potassium Cetyl Phosphate, Propylparanen, Sodium Hydroxide, Sodium Polyacrylate, Tetrasodium Edta, Aqua
IDI Cold cream 50ml	
Decortil lipocrema 50ml	Aqua, Buxux Chinensis, Olea Europaea, Glycerin, Persea Gratissima, Polyglyceryl-2 Dipolyhydroxystearate, Cera Alba, Pentylene Glycol, Squalane, Panthenol, Citrus Dulcis, Lecithin, Bisabolol, Glycyrrethinic Acid, C12-13 Alkyl Lactate, Tocopheryl Acetate, Sea Whip Extract, Arginine, Allantoin, Oryzanol, Butylene Glycol, Magnesium Sulfate, Parfum, Disodium EDTA, BHT

Decortil-C Crema 50ml

Aqua, Cetearyl Ethylhexanoate, Buxus Chinensis, Cetearyl Alcohol, Olea Europea, Pentylene Glycol, Macadamia Ternifolia, Glycerin, Panthenol, Persea Gratissima, Dimethicone, Bisabolol, Glycyrrethic Acid, Tocopheryl Acetate, Cetearyl Glucoside, Sodium Carboxymethyl Betaglucan, Lecithin, Oryzanol, Allantoin, Xanthan Gum, Stearyl Alcohol, Cholesterol, Peg-100 Stearate, C13-14 Isoparaffin, Glyceryl Stearate, Polyacrylamide, Laureth-7, Parfum, BHT

Dermaffine L' emuls 150ml

Aqua, Triisostearin, Squalane, Polysorbare 60, Sorbitan Stearate, Echinacea Angustifolia, Polygonum Aviculare, Cetyl Palmitate, Dimethicone, Stearic Acid, Palmitic Acid, Cholesteryl Stearate, Cholesterol, Tocopheryl Acetate, Beta-Sitosterol, Hydroxyethylcellulose, Imidazolidinyl Urea, Phenoxyethanol, Disodium EDTA, Parfum

Dermalibour A-Derma cr 50ml

Aqua, Paraffinum Liquidum, Caprylic/Capric Triglyceride, Zinc Oxide, Glycerin, Hydrogenated Vegetable Oil Avena Sativa (Oat) Kernel Flour (Avena Sativa), Propylene Glycol, Polyglyceryl-2 Sesquiisostearate Peg-22/Dodecyl Glycol Copolymer, Aluminium Stearate, Beeswax (Cera Alba), Butylparaben Chlorphenesin, Copper Sulfate, Isobutylparaben Isopropylparaben, Magnesium Stearate, Magnesium Sulfate, Microcrystalline Wax (Cera Microcristallina), Zinc Sulfate

Dermana cr 50ml

Aqua, Cetyl Dimethicone Copolyol, Cetearyl Octanone, Borago Officinalis, Paraffinum Liquidum, Glycerin, Cetearyl Isononanoate, Wheat Germ Glycerides, Synthetic Wax, Sodium Chloride, Zinc Oxide, Tocopheryl Acetate, Phenoxyethanol, Sorbic Acid, Retinyl Palmitate, Parfum

Dermana plus cr 50ml

A base di acidi grassi della serie Omega-6 e Omega-3; vitamina E; vitamina A; Olio di borragine.

Dermana-CP13 cr 50ml

Aqua, Ethylhexyl Palmitate, Cetearyl Alcohol, Pentylcne Glycol, Tocopheryl Acetate, Cetearyl Glucoside, Glyceryl Stearate, Melaleuca Alternifolia, Panthenol, Glycyrrhetinic Acid, Borago Officinalis, Lecithin, Hippophae Rhamnoides, Tocopherol, Ascorbyl Palmitate, Capryloyl Glycine, Dimethicone, Hydrogenated Castor Oil, Polymethyl Methacrylate, Potassium Cetyl Phosphate, Disodium Edta, Sodium Hydroxide, Citric Acid

segue COSMECEUTICI

NOME COMMERCIALE	Descrizione farmaco
Derman-Fluid cr 150ml	Aqua, Cetearyl Alcohol, Dioctylcyclohexane, Glycerin, Sodium PCA, Borago Officinalis, Sodium Cetearyl Sulfate, Limnanthes Alba, Sodium Lactate, Panthenol, Saccharide Isomerate, Tocopheryl Acetate, Phenoxyethanol, Dimethicone, Allantoin, Propylene Glycol, Imidazolidinyl Urea, Butyrospermum Parkii, Disodium-EDTA, Retinyl Palmitate, Ethylparaben, Menthylparaben, Cyclomethicone, Lecithin, Propylparaben, Tocopherol, Ascorbyl Palmitate, Citric Acid, Fructose, Glycine, Inositol, Lactic Acid, Niacinamide, Urea, Profumo
Dermoflan cr 40ml	Aqua, Olus, Peg-75 Stearate, Cetearyl Alcohol, Glyceryl Stearate, Sorbitol, Prunus Dulcis, Paraffinum Liquidum, Butyrospermum Parkii, Dimethicone, Olea Europaea, Phenoxethol, Hydrogenated Lecithin, Dipotassium Glycyrrhizate, Imidazolidinyl Urea, Propilparaben, Methylparaben, Allantoin, Decarboxy Carnosine Hcl, Ascorbyl Tetraisopalmitate, Linalol Glycyrrhiza Glabra
Dermoflan fluido 125ml	Allantoina, Dipotassio Glicirrizinato, Insaponificabile di Olio di Olivo, Olio di Mandorle, Burro di Karité
Dermoflan idrolatte 125ml	Aqua, Butyrospermum Parkii, Glyceryn, PPG-15 Stearyl Ether, Caprylic/Capric Triglyceride, Octyldodecanol, Steareth-2, Steareth-21, Tocopheryl Acetate, Cetearyl Alcohol, Dimethicone, Glyceryn, Laureth-9, Panthenol, Cholesterol, Lecithin, Glycosphingolipids, Arachidyl Propionate, Phospholipids, Retinyl Palmitate, Ethyl Linoleate, Ethyl Linolenate, Sodium Carboxymethyl Betaglucan, Stearic Acid, Propylene Glycol, Polyacrilamide, Phenoxyethanol, Isoparaffin, Xanthan Gum, Disodium EDTA, Laureth-7, Ethylparaben, Methylparaben, Propylparaben, 2-Brome-2, Nitropropane-1,3-Diol, BHA
Dermoflan-Sol cr sol 40ml	Ceramidi, Acidi grassi essenziali, Colesterolo, Glicirrizina, Vitamina E, Vitamina C, Decarbossi Carnosina HCL, Glicerina, Lecitina.

Dermolichtena cr 50ml

Aqua, Caprylic/Capric Triglyceride, Ethylhexyl Methoxycinnamate, Silanediol Salicylate, Zea Mays, Butyrospermum Parkii, C12-16 Alcohols, Glycerin, Prunus Dulcis, Persea Gratissima, Cetearyl Alcohol, Butylmethoxydibenzoylmethane, Urea, Panthenol, Hydrogenated Lecithin, Phospholipids, Glycyrrhetinic Acid, Palmitic Acid, Glyceryl Stearate, PEG-100 Stearate, Sorbityl Furfural (AR-GB11), Cyclodextrin, Allantoin, Sodium Hydroxymethylglycinate, Disodium Edta, Tocopherol, Bisabolol, Ascorbyl Palmitate, Phenoxyethanol, Lavandula Hybrida, Potassium Sorbate, Acrylates/C 10-30 Alkyl Acrylate Crosspolymer

Emousse vit E mousse termosensibile 75ml

Aqua, Tocopheryl Acetate, Cyclopentasiloxane, Pentylene Glycol, Propane, Sorbitan Laurate, Butane, Isobutane, Panthenol, Polysorbate 20

Enydrial extra emollient RoC cr 40ml

Aqua, Cyclohexasiloxane, Glycerin, Borago Officinalis, Canola, Dimenicene, Cetyl Alcohol, Squalane, Paraffinum Liquidum, Simmondsia Chinensis, Butyrospermum Parkii, Pamhenol, Bisabolol, Allantoin, Hydrogenated Palm Glycerides Citrate, Olus, PEG-100 Stearate, Glyceryl Stearate, Cera Microcristal-lina, Paraffin, Cyclopentasiloxane, Sodium Polyacrylate, Disodium EDTA, Tocopherol, Phenoxyethanol, Methylparaben, Propylparaben

Enydrial RoC latte 200ml

Aqua, Cyclohexasiloxane, Glycerin, Isocetyl Stearoyl Stearate, Dimethicone, Cecyl Alcohol, Squalane, Paraffinum Liquidum, Oleic/Linoleic/Linolenic Polyglycerides, Butyrospermum Parkii, Glyceryl Stearate, PEG-100 Stearate, Panthenol, Bisabolol, Allantoin, Cera Microcristallina, Cyclopentasiloxane, Paraffin, Sodium Polyacrylate, Tocopheryl Acecate, Disodium EDTA, Phenoxyethanol, Methylparaben, Propylparaben, Parfum

Epitheliale A.H. A-Derma cr 40ml

Water (Aqua), Butyrospermum Parkii (Shea Butter) Fruit (Butyrospermum Parkii), Glyceril Stearate, Hexylene Glycol, Glycerin, Squalane, Cyclomethicone, Avena Sativa (Oat) Kernel Flour (Avena Sativa), Stearic Acid, Avena Sativa (Oat) Kernel Oil (Avena Sativa), Batyl Alcohol, Cetearyl Alcohol, Cetearyl Glucoside, Dimethiconol, Methylparaben, Propylparaben, Retinol, Sodium Hyaluronate, Tocopheryl Acetate, Triethanolamine

Epitheliale A-Derma spray 75ml

Olio d'Avena Rhealba 1%, Complesso vitaminico (A+E) 2%, Vitamina B5 1%, Glicerina 2%, Alcool benzilico e Parabeni.

Eryase A-Derma cr 75ml

Aqua, Paraffinum Liquidum, Glycerin, Zinc Oxide, Petrolatum, Isostearyl Diglyceryl Succinate, Avena Sativa, Glyceryl Stearate, PEG-30 Dipolyhydroxysterate, Phenethyl Alcohol, Cupril Sulfate, PPG-12/Smdi Copolymer

segue COSMECEUTICI

NOME COMMERCIALE	Descrizione farmaco
Eubos emuls ultra 200ml	Aqua, Hexyl Laurate, Prunus Dulcis, Caprylic/Capric Triglyceride, Glycerin, Cetyl Dimethicone, Copolyol, Sorbitol, Buxus Chinensis, Polyglyceryl-3, Diisosterate, Magnesium Aluminium Silicate, Zinc Stearate, Dimethicone, Magnesium Sulfate, Sodium Chloride, Cera Microcrisatallina, Tocopherol, Ascorbyl Palmitate, Phenoxyethanol, Methyldibromo, Glutaronitrile, Parfum
Eubos norm cr 50ml	Aqua, Hexyl Laurate, Glycerin, Oleyl Erucate, Polyglyceryl-3 Methylglucose Distearate, Hexyldecanol, Hexyldecyl Laureate, Canola, Glyceryl Stearate, Stearyl Alcohol, Panthenol, Tocopheryl Acetate, Macadamia Ternifolia, Triticum Vulgare, Isopropylbenzyl Salicylate, Isodecyl Salicylate, Dimethicone, Acrylates/C10-30 Alkyl Acrylate Crosspolymer, Xantham Gum, Sodium Lactate, Sodium PCA, Glycine, Fructose, Urea, Niacinamide, Inositol, Tocopherol, Sodium Benzoate, Methyldibromo Glutaronitrile, Phenoxyethanol, Parfum
Eubos pom rigen 75ml	Aqua, Paraffinum Liquidum, Caprylic/Capric Triglyceride, Petrolatum, Dicocoyl Pentaerythrityl Distearyl Citrate, Cera Microcristallina, Glyceryl Oleate, Sorbitol, Panthenol, Chamomilla Recutita, Cetyl Palmitate, Dimethicone, Allantoin, Aluminium Stearate, Propylene Glycol, Magnesium Sulfate, Phenoxyethanol Methyldibromo Glutaronitrile, Parfum
Eucerin 12% Omega cr 75ml	Aqua, Oenothera Biennis, Paraffinum Liquidum, Cera Microcristallina, Glycerin, Paraffin, Lanolin Alcohol, Decyl Oleate, Magnesium Sulfate, Cholestrol, Octyldodecanol, Aluminium Stearates, Chamomilla Recutita, Ethoxydiglycol, Propylene Glycol, Phenoxyethanol, BHT, Methyldibromo Glutaronitrile, Citric Acid, Magnesium Stearate
Eucerin 20% Omega pomata 50ml	Paraffinum Liquidum, Cera Microcristallina, Oenothera Biennis, Ceresin, Zinc Oxide, Ceteareth 6, Hydrogenated Castor Oil, Magnesium Stearate, Stearyl Alcohol, Cholesterol, Lanolin Alcohol (Eucerit), Aluminium Stearates, Chamomilla Recutita; Ethoxydiglycol, Propylene Glycol, BHT, Aqua

Eucerin Pelle Secca 250ml

Aqua, Paraffinum Liquidum, Isohexadecane, PEG-7 Hydrogenated Castor Oil, Glycerin, Urea, Isopropyl Palmitate, Sodium Lactate, Benzyl Alcohol, Panthenol, Ceresin, Magnesium Sulfate, Lanolin Alcohol (Eucerit), Bisabolol

Eucerin Pelle Secca Crema 50ml

Aqua, Paraffinum Liquidum, Urea, Magnesium Stearate, Ceresin, Sodium Lactate, Polyglycerin-3, Disostearate, Isopropyl Palmitate, Panthenol, Benzyl Alcohol, Lanolin Alcohol, (Eucerin), Magnesium Sulfate, Bisabolol

Eucerin Pelle Secca Emulsione Corpo 250ml

Aqua, Urea, Sodium Lactate, Paraffinum Liquidum, Octyldodecanol, Caprylic/Capric Triglyceride, Isopropyl Palmitate, Glycerin, PEG-7 Hydrogenated Castor Oil, Benzyl Alcohol, Metrosy PEG-22/Dodecyl Glycol Copolymer, PEG-45/Dodecyl Glycol Copolymer, Dimethicone, Lactic Acid, Magnesium Sulfate, Ozokerite, PEG-2 Hydrogenated Castor Oil, Sorbitan Isostearate, Hydrogenated Castor Oil

Eucerin 3% urea emuls corpo
Eucerin 5% urea cr
Eucerin 10% urea emuls corpo
Eucerin 10% urea cr
Eutrosis-500 cr 500ml

Aqua, Urea, C 12-20 Acid Peg-8 Ester, Cetearyl Ethylhexanoate, Glycerin, Persea Gratissima, Sodium Lactate, Glyceryl Stearate, Peg-100 Stearate, Allantoin, Olea Europaea, Lactic Acid, Glycine, Glycine Soja Oil, Glycine Soja Sterol, Lecithin, Sodium Pca, Potassium Cetyl Phosphate, Brassica Campestre Sterols, Dimethicone, Sorbitol, Linoleic Acid, Linolenic Acid, Arachidonic Acid, Tocopherol, Fructose, Niacinamide, Inositol, Disodium Edta, Imidazolidinyl Urea, Methylchloroisothiazolinone, Methylisothiazolinone, Bha, Sodium Benzoate

Exomega A-Derma latte 200ml

Aqua, Petrolatum, Sorbitan Stearate, Butyrospermum Parkii (Shea Butter) Fruit (Butyrospermum Parkii), Glycerin, Mineral Oil (Paraffinum Liquidum), Butylene Glicol, Dimethicone Oenothera Biennis (Evening Primrose) Oil (Oenothera Biennis), Aluminium Starch Octenylsuccinate, Behenyl Alcohol, Niacinamide, Avena Sativa (Oat) Kernel Extract (Avena Sativa), Benzoic Acid, Bht, Carbomer, Chlorphenesin, Phenoxyethanol, Sucrose Cocoate, Tetrasodium Edta, Triethanolamine, Xanthan Gum

segue COSMECEUTICI

NOME COMMERCIALE	Descrizione farmaco
Exomega barriera A-Derma cr 100ml	Aqua, Cyclomethicone, Glycerin, Peg-12, Polydecene, Sodium Chloride, Dimethicone, Peg/Ppg-18/18 Dimethicone, Avena Sativa, (Oat) Kernel Extract (Avena Sativa), Butylparaben, Dimethicone Crosspolymer, Diphenyl Dimethicone, Ethylparaben, Isobutylparaben, Methylparaben, O-Cymen-5-Ol Phenoxyethanol, Propyl-Paraben, Trimethylsiloxysilicate
Exomega A-Derma cr 200ml	Aqua, Mineral Oil (Paraffinum Liquidum), Cyclomethicone, Glycerin, Peg-12, Glyceryl Stearate Oenothera Biennis (Evening Primrose) Oil (Oenothera Biennis), Peg-100 Stearate, Myreth-3 Myristate Polyacrylamide, Niacinamide, Avena Sativa (Oat) Kernel Extract (Avena Sativa), Benzoic Acid, Bht, C13-14 Isoparaffin, Chlorphenesin, Disodium Edta, Laureth-7, Phenoxyethanol, Triethanolamine
Extreme emolliente Uriage emuls 200ml	Aqua, hydrogenated polydecene, octyldodecanol, Paraffinum liquidum, butylene glycol, glycerin, cetyl dimethicone copolyol, squalane, dimethicone, Rubus idaeus, magnesium sulfate, Brassica campestris, quaternium-18 hectorite, chlorphenesin, diazolidinyl urea, propylene carbonate, o-cymen-5-ol, BHA, hydrolyzed algin, polyquaternium-51, phenoxyethanol.
Humana LineaBlu Crema 200 ml	Lanolin, Aqua, Adeps Suillus, Talc, Zinc Oxide, Petrolatum, Propylene Glycol, Sorbitan Sesquioleate, Oryza Saliva, Dimethicone, Allantoin, Benzoic Acid, Imidazolidinyl Urea, Sodium Propylparaben, Sodium Methylparaben, BHA, Parfum
Ictyame cr 150ml	Aqua, Glycerin, Petrolatum, Glyceryl Stearate, PEG-12, Paraffinum Liquidum, Stearic Acid, Cyclomethicone, Dimethicone, Parfum, Lanolin Alcohol, Methylparaben, Propylparaben, Triethanolamine
Ictyame cr 50ml	Water (Aqua), Glycerin, Mineral Oil (Paraffinum Liquidum), Cyclomethicone, Propilene Glycol, Isododecane, Glyceryl Stearate, Peg-4, Ppg-15 Stearyl Ether, Benzoic Acid, Carbomer, Ceteth-20, Chlorphenesin, Fragrance (Parfum), Phenoxyethanol, Steareth-25, Stearyl Alcohol, Triethanolamine

Ictyane H.D. balsamo 400ml
Ictyane H.D. cr 50ml

Water (Aqua), Glycerin Petrolatum, Glyceryt Stearate, Peg-12 Stearic Acid, Butyrospermum Parkii (Skea Butter) Fruit (Butyrospermum Parkii), Cyclomethicone, Mineral Oil (Paraffinum Liquidum)

Idrovel crema 50ml

Aqua, Sorbitol, Stearic Acid, Cetyl Alcohol, Paraffinum Liquidum, Isopropyl Miristate, Polysorbate 61, Urea, Peg 6 Stearate, Ceteth 20, Steareth 20, Sorbitan Stearate, Dimethicone, Hydrolized Glicosaminoglycans, Lactic Acid, Tocopherol, Arachidonic Acid, Linoleic Acid, Linolenic Acid, Glycine, Methylparaben, Propylparaben, Sodium Hydroxide, Profumo

Idrovel emuls lenitiva 150ml

Aqua, Paraffinum Liquidum, Sorbitol, Prunus Dulcis, Lauroyl Lysine, Laureth-9, Methyl Lactate, Urea, Ceteareth 12, Acrylates/C10-30 Alkyl Acrilate Crosspolymer, Dimethicone, Tocopheryl acetate, Glycine, Sodium Hydroxide, Disodium EDTA, Benzyl Alcohol, Parfum

Idrovel Forte cr 50ml

Aqua, Urea, Paraffinum Liquidum, Petrolatum, Sorbitol, Polysorbate 60, Sorbitan Stearate, Cetyl Alcohol, Stearic Acid, Glycine, Methylparaben, Propylparaben.

Iladerm fluido corpo
Ipso Plus cr 150ml

Aqua, Triisostearin, Glycerin, Cetearyl Alcohol, Polysorbate 60, Sorbitan Stearate, Etohoxydiglycol, Caprylyl Glycol, Dimethicone, Sodium Chondroitin Sulfate, Sodium Hyaluronate, Isoparaffin C13-14, Laureth-7, Sodium Polycrylate, EDTA

Lenoxiol cr 50ml

Aqua, Triticum Vulgare, Glycerin, Oxidized Corn Oil, Oxidized Hazel Nut Oil, Steareth-2, Profumo, Dimethicone, Steareth-21, Tocopheryl Acetate, Imidazolidinyl Urea, Methylparaben, Disodium Phosphate, Propylparaben, Disodium EDTA, Sodium Hydroxide

Lenoxiol fluido 200ml

Aqua, Triticum Vulgare, Glycerin, Oxidized Corn Oil, Oxidized Hazel Nut Oil, Steareth-2, Profumo, Dimethicone, Steareth-21, Tocopheryl Acetate, Imidazolidinyl Urea, Methylparaben, Disodium Phosphate, Propylparaben, Disodium EDTA, Sodium Hydroxide

segue COSMECEUTICI

NOME COMMERCIALE

Descrizione farmaco

Leviax fluido

Lichtena cr 50ml

Aqua, PEG-8 Beeswax, Caprylic/Capric Triglyceride, Isostearyl Isostearate, Octyl Methoxycinnamate, Paraffinum Liquidum, Butyrospermum parkii, Butyl Methoxydibenzoylmethane, Sorbityl Furfural (AR-GB 11°), Tocopherol, Chamomilla recutita, Prunus armeniaca, Glycyrrhetinic Acid, Bisabolol, Beta-Sitosterol, Allantoin, Glycerin, Phospholipids, Sodium Lactate, Tea-Lactate, Serine, Lactic Acid, Urea, Sorbitol, Lauryl Diethylenediaminoglycine, Lauryl Aminopropylglycine, Triethanolamine, Carbomer, Methylparaben, Ethylparaben, Propylparaben, Buthylparaben, Sodium Dehydroacetate, Disodium EDTA, Ascorbyl Palmitate, Parfum

Lichtena emuls 50ml

Aqua, Butyrospermum Parkii, Cyclopentasiloxane, Ethylhexyl Methoxycinnamate, Borago Officinalis, PEG-6 Stearate, Isostearyl Isostearate, Dimethicone, Ceteth-20, Paraffinum Liquidum, Butyl Methoxydibenzoylmethane, Sorbityl Furfural (AR-GB 11), Tocopherol, Chamomilla Recutita, Prunus Armeniaca, Glycyrrhetinic Acid, Bisabolol, Sitosterol, Allantoin, Glycerin, Sodium Lactate, TEA-Lactate, Cetearyl Alcohol, Serine, Lactic Acid, Urea, Sorbitol, Lautyl Diethylenediaminoglycine, Lauryl Aminopropylglycine, Phospholipids, Steareth-20, Glyceryl Stearate, Sodium Hydroxymethylglycinate, Disodium Edta, Carbomer, Potassium Sorbate, Parfum

Lipikar Corpo 400ml

Aqua, Butyrospermum parkii, Glycerin, Paraffinum Liquidum, Octyldodecanol, PEG-30 Stearate, Glyceryl Stearate, Dimethicone, Cetyl Alcohol, Cetyl Acetate, Acetylated Lanolin Alcohol, Allantoin, Bisabolol, Disodium EDTA, Palmitoyl Hydrolyzed Wheat Protein, Steareth-10, Methylparaben, Propylparaben, Phenoxyethanol, Triclosan, Parfum

Lipikar Emolliente Corpo 200ml

Aqua, Butyrospermum Parkii, Glycerin, Paraffinum Liquidum, Octyldodecanol, Peg-30 Stearate, Glyceryl Stearate, Dimethicone, Cetyl Alcohol, Cetyl Acetate, Steareth-10, Allantoin, Bisabolol, Palmitoyl Hydrolyzed Wheat Protein, Disodium Edta, Acetylated Lanolin Alcohol, Palmitic Acid, Citric Acid, Triclosan, Methylparaben, Phenoxyethanol, Propylparaben, Parfum/Fragrance

Lipikar-Baume emuls 200ml

Aqua, Butyrospermum parkii, Glycerin, Paraffinum Liquidum, Cyclopentasiloxane, Canola, Sucrose Tristearate, Polysorbate 61, Glycine, Vp/Eicosene Copolymer, Disodium Stearoyl Glutamate, Pentylene Glycol, Stearic Acid, Disodium Carbomer, Dimethiconol, Disodium EDTA, Cetyl Alcohol, Tocopherol, Myristic Acid, Palmitic Acid, Citric Acid, Sodium Benzoate, Phenoxyethanol

Locobase lipocrema 350g

Petrolatum, Aqua, Paraffinum Liquidum, Cethearyl Alcohol, methylparaben, Cetheareth 25, Citric Acid, Sodium Citrate

Locobase repair cr 50g

Petrolatum, Aqua, Paraffin, Paraffinum Liquidum, Glycerin, Sorbitan Oleate, Carnauba, Cholesterol, Ceramide3, Oleic Acid, Palmitic Acid, Carbomer, Tromethamine

Mustela Cold Cream 40ml

Aqua, Petrolatum, Ethyl Stearate, Cera Alba (Beeswax), Cetyl Alcohol, Prunus Amigdallus Dulcis (Sweet Almond) Oil, Cetearyl Ethylhexanoate, Glycerin, Methoxy Peg-22/Dodecyl Glicol Copolymer, Zea Mays (Corn) Oil, Butyrospermum Parkii (Shea Butter), Aluminum Stearate, Sorbitan Sesquioleate, Parfum (Fragrance), Phenoxyethanol, Lecithin, Euphorbia Cerifora (Candelilla) Wax, Methylpababen, Sodium Lauroyl Lactylate, Buthylparaben, Ascorbyl Palmitate, Tocopherol, Ethylparaben, Propylparaben, Hydrogenated Palm Glycerides Citrate, Cereamide 3, Ceramide 6-11, Cholesterol, Phytosphingosine, Carbomer, Ceramide 1

Nanosan sens spray corpo 50ml

Aqua, Glycerin, Pentylene Glycol, Silica, Calcium Carbonate, Magnesium Carbonate, Phenoxethanol, Methylcellulose, Dehydroacetic Acid.

Neocolgen cr 50ml

segue COSMECEUTICI

NOME COMMERCIALE	Descrizione farmaco
Neutrogena crema idratante comfort 200ml	Aqua, Cyclopentasiloxane, Glycerin, Cetyl Alcohol, Dimethicone, Caprylic/Capric Trglyceride, PEG-100 Stearate, Glyceryl Stearate, Butyrospermum Parkii, Sodium Acrylate/Sodium Acryloyldimethyl Taurate Copolymer, Isohexadecane, Polysorbate 80, Acrylates/C10-30 Alkyl Acrylate Crosspolymer, Sodium Hydroxide, Phenoxyethanol, Metylparaben, Propylparaben, Parfum.
Neutrogena emulsione corpo 300ml	Aqua, Glycerin, Distearyldimonium Chloride, Paraffinum Liquidum, Isopropyl Palmitate, Cetyl Alcohol, Dimethicone, Titanium Dioxide, Sodium Hydroxide, Sodium Chloride, Methylparaben, DMDM Hydantoin, Parfum.
Noall-Bimbi cr base tb 50ml	Aqua, Ethylexyl Palmitate, Pentylene Glicol, Octyldodecyl Stearoyl Stearate, Ethylexyl Ethylexanoate, Dimethicone, Polysorbate 20, Dimethiconol, Sodium Acrylates Copolymer, Acrylates/C10-30 Alkyl Acrylate Crosspolymer, Ppg-1 Trideceth-6, Paraffinum Liquidum, Disodium Edta, Sodium Hydroxide
Noall-Derma fluido idr 150ml	Aqua, Ethilexyl Palmitate, Pentylene Glycol, Olus, Ethylhexyl-Ethylhexanoate, Dimethicone, Polymrbate-20, Dimethiconol, Sodium Acrylates, Copolymer, Arginine, Acrilates/C10-30 Alkyl Acrylale Crosspolymer, PPC-1 Trideceth-6, Paraffinum Liquidum, Disodium EDTA
Nutraplus cr 100ml	Aqua, Glyceryl Stearate, Urea, Propylene Glycol, Octyl Parlmitate, Myristyl Lactate, Paraffinum Liquidum, Cetearyl Alcohol & Ceteareth-20, Methylparaben, Propylparaben.
Nutraplus fluido 200ml	Aqua, Urea, Lanolin Alcohol, Isopropyl Palmitate, Stearic Acid, Cetearyl Alcohol, Glyceryl Stearate, PEG-100 Stearate, Petrolatum, Methylparaben, Polysorbate 60, Propylparaben, Carbomer.
Nutraplus Forte cr 100ml	Aqua, Urea, Glyceryl Stearate, Lactic Acid, Betaine, Dea-Cetyl Phospate, Hydrogenated Coco-Glycerides, Cholesterol, Sodium Chloride.
Oilatum cr 100ml	Aqua, Petrolatum, Cetearyl Alcohol, Paraffinum Liquidum, Glicerin, Peg-20 Stearate, Pvp, Benzyl Alcoho, Potassium Sorbate, Citric Acid

Optiderm cr 200g

Aqua, Octyldodecanol, Urea, Phenyl Dimethicone, Laureth-6, Palmitric Acid, Stearic Acid, Dimethicone, Glycerin, Paraffinum Liquidum, Cetyl Palmitate, Polysorbate 40, Carbomer, Benzyl Alcohol, Tromethamine

SP.O.L. cr 100ml

Aqua, Omental Lipidis, Stearoxy Dimethicone, Glycerin, Stearic Acid, Polysorbate 80, Gyceryl Stearate, Propylene Glycol, Tocopheryl Acetate, Allantoin, Rethinyl Palmitate, Sodium Hyaluronate, Phenoxyethanolamine, Carbomer, Cetyl Alcohol, Propylparaben, Disodium Edta, Parfum

P.O.L. fluide 300ml

Lipidi di omento 10%; vitamina E; triclosan; allantoina

Penaten baby cr 150ml

Aqua, Cyclopentasiloxane, Isopropyl Palmitate, Isodecyl Laurate, Sorbitan Isostearate, Cera Microcristallina, Ceresin, Elaeis Guinensis, Squalane, Dimethicone, Oenothera Biennis, Tocopheryl Acetate, Magnesium Stearate, Aluminium Stearate, Carnauba Cera, Magnesium Sulfate, PEG-8, Ascorbic Acid, Ascorbyl Palmitate, Citric Acid, Tocopherol, Phenoxyethanol, Methyldibromo Glutaronitrile, Parfum

Penaten cr 100ml

Petrolatum, Zinc Oxide, Lanolin, Talc, Aqua, Panthenol, Hamamelis Virginiana, Allantoin, Sorbitan Sesquioleate, Cetylpyridium Chloride, Paraffinum Liquidum, Glycine Soja, Parfum

Pentaciclina cr 30ml

Miscela di flavonoidi (Puerarina, Diazeina e Diadzina) ricavati dall'estratto di Kudzu; Miscela di Sistosteroli, Campesteroli, Stigmasteroli, estere trigliceno contenente tutti gli acidi grassi insaturi (EFA's)

Perillactive cr 50ml

Perilla ocymoides (perillina titolata in acido linolenico), cetearyl ethylhexanoate, isopropyl myristate, glycyrrhetinic acid, betasitosterol, ceramide 3, ceramide 6II, ceramide 1, squalene, cholesterol, bisabolol, phytosphingosine, decarboxycarnosine HCl, urea, panthenol, pentylene glycol, glycerin, sorbitol, sodium lactate, sodium PCA, lauroyl lactylate, PEG-8 beeswax, *Butyrospermum parkii*, tocopheryl acetate, citrus aurantium dulcis peel wax, ascorbyl palmitate, carbomer, xanthan gum, isostearyl isostearate, caprylic/capric tryglyceride, triethanolamine, butylene glycol, metil paraben, propylparaben, disodium EDTA, acqua.

C. Gelmetti et al.

segue COSMECEUTICI

NOME COMMERCIALE	Descrizione farmaco
Perillactive fl 150ml	Acqua, caprylic/capric tryglyceride, *Perilla ocymoides* (perillina titolata in acido linolenico), cetearyl ethylhexanoate, isopropyl myristate, glycyrrhetinic acid, betasitosterol, ceramide 3, ceramide 6II, ceramide 1, squalene, cholesterol, bisabolol, phytosphingosine, decarboxycarnosine HCl, urea, panthenol, pentylene glycol, glycerin, sorbitol, sodium lactate, sodium PCA, lauroyl lactylate, PEG-8 beeswax, *Butyrospermum parkii*, tocopheryl acetate, citrus aurantium dulcis peel wax, ascorbyl palmitate, carbomer, xanthan gum, isostearyl isostearate, triethanolamine, butylene glycol, metil paraben, propylparaben, disodium EDTA, acqua.
Pharcos Atop cr 125ml	Aqua, Buxus Chinensis, Glyceryl Stearate, Cetearyl Alcohol, Glycerin, Ceteareth-20, Cera Alba, Aesculus Hippocastanum, Citrus Grandis, Tocopheryl Acetate, Allantoin, Bisabolol, Laureth-9, Mentha Piperita, Glycyrrhetinic Acid, Echinacea Pallida,
Pharcos Basecream cr 50ml Pharcos Blu Atop cr 30ml	Aqua, Glyceryl Stearate, Cocoglycerides, Cetearyl Isononanoate, Caprylic/Capric Triglyceride, Cetearyl Alcohol, Brassica Campestris Sterols, Paraffinum Liquidum, Citrus Grandis, Tocopheryl Acetate, Mentha Piperita, Escin, Melaleuca Alternifolia,Gaiazulene, Thioctic Acid, Chamomilla Recutita, Ceteareth-20, Dimethicone, Ozokerite, Ceteareth-12, Cetyl Palmitate, Glycerin, Lactic Acid, Disodium Edta, Lecithin, Sodium Hydroxymethylglycinate
Physiogel A.I. cr 50ml	Aqua, Olea Europaea, Glycerin, Pentilene Glycol, Palm Glycerides, Olus, Hydrogenated Lecithin, Squalane, Betaine, Palmitamide Mea, Acetamide Mea, Sarcosine, Hydroxyethylcellulose, Sodium Carbomer, Carbomer, Xanthan Gum
Physiogel corpo 200ml Physiogel cr 150ml Physiogel loz corpo Repositol cr nanopartic 30g	Petrolatum, aqua, paraffin, paraffinum liquidum, glycerin, sorbitan oleate, carnauba, cholesterol, ceramide 3, oleic acid, palmitic acid, carbomer, tromethamine.

Riaderm fluido
Sebamed body milk 150ml

Aqua, Hexyldecanol, Hexyldecyl Laurate, Glycerin Stearate, Panthenol, Petrolatum, Buxus Chinensis, Butyrospermum Parkii, Ceteareth-20, Ceteareth-12, Cetearyl Alcohol, Cetyl Palmitate, Sodium Carbomer, Sodium Citrate, Parfum, Benzyl Alcohol, Phenoxyethanol.

Sensiquell mousse idratante 200ml

aqua - butane propane - glycerin - dimethicone - paraffinum liquidum - urea - propylene glycol - cetearyl alcohol - polysorbate 40 - hydrolyzed collagen - lactic acid - allantoin - imidazolidinyl urea - profumo - methylchloroisothiazolinone + methylisothiazolinone.

Stelatopia crema 200ml

olio di girasole, ceramidi, Acidi grassi essenziali, Colesterolo, Glicerina, Trigliceridi, Esteri del saccarosio

Tanno Hermal fl 100g

100 gr contengono: 19,5 gr talco, ossido di zinco 15 gr, tannino sintetico 1 gr, acqua depurata, glicerolo 85%, tris-alchil:16-C-18- poliossietilene- fosfato, lecitina, biossido di silicio, propan-2-olo, metil-4-idrossibenzoato, carragenano, sale sodico.

Tial crema corpo emuls
Tolerance Extreme cr 7ds 5ml
Toleriane riche cr 40ml

Glicerina; peridrosqualene; olio di paraffina; olio di cartamo; acqua termale di Avène. Aqua, Isocetyl stearate, Cyclopentasiloxane, Squalane, Butyrospermum Parkii/Shea, Butter Fruit, Glycerin, Cetyl alcohol, Aluminiu Starch Octenylsuccinate, Pentylene Glycol, PEG-100 Stearate, Glyceril Stearate, Dimethiconol, Ethylhexyloxyglycerin/Ethilhexylglycerin, Acrylates/C10-30 Alkyl Acrylate Crosspolymer, Sodium Citrate

Topialyse Fluide 500ml

Aqua (Purified Water), Ethylhexyl Stearate, Butyrospermum Parkii (Shea Butter), Lauryl Glucoside, Polyglyceryl-2 Dipolyhydroxystearate, Glycerin, Biosaccharide Gum-1, Sorbitol, Dimethicone, Sodium Pca, Robinia Pseudo-Acacia, Stearoxy Dimethicone, Borago (Borago Officinale) Seed Oil, Glycine, Cucurbita Pepo Seed Extract (Cucurbitine), Tocopheryl Acetate, Dipotassium Glycyrrhizinate, Allantoin, Xantum Gum, Glyceril Linoleate, Sucrose Palmitate

Topialyse-Fluide*spray 200ml

C. Gelmetti et al.

segue COSMECEUTICI

NOME COMMERCIALE	Descrizione farmaco
Topialyse-Plus cr 75ml	Aqua, Dicaprylyl Carbonate, Glycerin Biosaccharide Gum-1, Butyrospermum Parkii (Shea Butter), Cyclopentasiloxane, Sorbitol, Polyglyceryl-4 Isostearate, Sodium PCA, Cetyl PEG/PPG-10/1 Dimethicone, Hexyl Laurate, Dimethicone, Glycine, Methyl Methacrylate Crosspolymer, Tocopheryl Acetate, Robinia Pseudo-Acacia, Dipotassium Glycyrrhizinate, Borago (Borago Officinale) Seed Oil, Cucurbita Pepo Seed Extract (Cucurbitine), Allantoin, Sodium Chloride, Cyclohexasiloxane, Sucrose Palmitate, Glyceryllimoleate
Triderm Corpo 200ml	Aqua, Paraffinum Liquidum, Stearyl Heptanoate, Polysorbate 60, Glycerin, Sorbitan Stearate, Phenyl Trimethicone, Cetearyl Alcohol, Soy Sterol, Laureth-9, Pentylene Glycol, Polyquaternium-7, Bisabolol, Caprytoyl Glycine, Methyl Glycine, Sodium Carbomer, Glycyrrhetinic Acid, Hydroxypropyl Guar, Disodium EDTA
Triderm cr ossido zinco 100ml	Aqua, Zinc Oxide, C12-15 Alkyl Benzoate, Stearyl Heptanoate, Stearyl Caprylate, Peg-30, Dipolydroxylstearate, PPG-15 Stearyl Ether, Glyceryl Sterate, Pentuylene Glycol, Dimethicone, Butyrospermum Parkii (Shea Butter Fruit), Sarcosine, Cyclomethicone, Tricontanyl PVP, Tocopheryl Acetate, Allantoin, Panthenol, Glycerin, Ethylexylexylglycerin, Carbomer, Disodium EDTA
Triderm dry olio secco 125ml Triderm-Base cr fluida 200ml	Aqua, Paraffinum Liquidum, Glycerin, Polysorbate 60, Sorbitasn Stearate, Pentylene Glycol, Polyquaternium-6, Cyclomethicone, Polyquaternium-7, Sodium Carbomer, Methylglycine, Hydroxypropyl Guar, Disodium EDTA
Triderm-Cinque cr barriera 50ml	Aqua, Paraffinum Liquidum, Octyldodecyl Stearyl Stearate, Perfluoropolymethyl Isopropyl Ether, C12-15 Alkyl Benzoate, Cyclomethicone, Diphenyldimethicone, Octoxyglycerin, Sodium Carbomer, Tocopheryl Acetate, Polyethylen, Disodium EDTA

Triderm-Lenil+ cr 50ml

Aqua, Petrolatum, Paraffinnum Liquidum, Dimethicone, Laureth-9, C12-C15 Alkyl Benzoate, Soy Sterol, Phenyl Trimethicone, Cetearyl Alcohol, Ribes Nigrum, Bisabolol, Tocopheryl Acetate, Dimethicone Copolyol, Capryloyl Glycine, Glycyrrhetinc Acid, Superoxide Dismutase, Phytosphingosine, Polyquaternium-7, Sodium Carbomer, Hydroxypropyl Guar, Disodium EDTA, Farnesol, Sodium Chloride

Triomeg olic secco omega 3 spray 150ml

Cyclopentasiloxane, caprylic/capric, triglyceride, isopropyl isostearate, DI-C12-13 alkyl malate, simmondsia chinensis, eicosapentaenoic acid, docosahexaenoic acid, refined marine oil, parfum.

Triomeg omega3 emuls 200ml

aqua; caprylic/capric triglyceride; prunus dulcis; glyceryl stearate; cetyl alcohol; cetearyl alcohol; glycerin; cera alba; oryza sativa; hydrogenated lecithin; simmondsia chinensis; oenothera biennis; butyrospermum parkii; tocopheryl acetate; enteromorpha compressa; eicosapentaenoic acid; docosahexaenoic acid; refined marine oil; propylene glycol; PEG-20 stearate; potassium sorbate; butylene glycol; butylparaben, isobutylparaben; propylparaben; methylparaben; phenoxyethanol; ethylparaben.methylparaben; phenoxy.

Trixera cr 200ml
Trixera cr 50ml
Ureamide corpo 125ml

Acqua termale di Avène; ceramidi; fitosteroli; acidi grassi essenziali; olii vegetali.
Aqua, Urea, Glyceryl Stearate, Propylene Glycol, Dicaprylyl Ether, Cetearyl Alcohol, Lactic Acid, Ceteareth-20, Hexyldecanol, Hexyldecyl Laurate, Cocoglycerides, Ceramide 3, Sodium PCA, Allantoin, Cholesterol, Oenothera Biennis, Serine, Proline, Fructose, Glucose, Lecithin, Ceteareth-12, Cetyl Palmitate, Cera Alba, Imidazolidinyl Urea, Sodium Dehydroacetate, Methylparaben, Ethylparaben, Propylparaben, Butylparaben, Sodium Hydroxide, Parfum.

Vea Crema PI 50ml

Aqua, Tocopherol, Octyldodecanol, Pentylene Glycol, Glyceryl Stearate, Glycerin, Steareth-21, Cetearyl Alcohol, Steareth-2, Ascorbyl Palmitate, Camelia Sinesis, Vitis Vinifera, Polyperfluoroethoxymethoxy Difluoroethyl, PEG Phosphate, Lecithin, Citric Acid, Disodium EDTA, Dimethicone

Vea Lipogel 200

Cyclopentasiloxane, Tocopheryl acetate, Hydrogenated castor oil, Ethylhexyl Palmitate, Dimetichonol

Vea lipogel 50ml

Cyclomethicone, Tocopheryl Acetate, Hydrogenated Castor Oil, Octyl Palmitate, Dimetichonol

segue COSMECEUTICI

NOME COMMERCIALE	Descrizione farmaco
Vitamindermina cr 100ml	Aqua, Zinc oxide, Petrolatum, Lanolin, Paraffinum liquidum, Prunus dulcis, Squalane, Isopropyl lanolate, Sorbitan isostearate, Glycerin, Cera alba, Octyl palmitate, Butyrospermum parkii, Persea gratissima, PEG-2 Hydrogenated castor oil, Glycyrrhetinic acid, Phospholipids, Allantoin, PEG-7 Hydrogenated castor oil, Ozokerite, Hydrogenated castor oil, Lanolin alcohol, Imidazolidinyl urea, Propylparaben, Methylparaben, Disodium EDTA, BHA, BHT, Parfum
Vitamindermina ossido zinco cr 50ml	Aqua, Glycerin, Zinc Oxide, Oryza Sativa, Steareth-2, Prunus Dulcis, Aluminum Starch Octenylsuccinate, Steareth-21, Cetyl Alcohol, Cera Alba, Persea Gratissima, Glyceryl Stearate, Glycyrthetinic Acid, Phospholipidis, Tocopheryl Acetate, Calendula Officina
Weleda Baby calendula 75ml	Water (Aqua), Prunus Amygdalus Dulcis (Sweet Almond) Oil, Sesamum Indicum (Sesame) Seed Oil, Zinc Oxide, Beeswax (Cera Flava), Lanolin, Glyceryl Linoleate, Hectorite, Calendula Officinalis Flower Extract, Chamomilla Recutita (Matri-caria) Flower Extract, Fra-grance (Parfum)*, Limonene*, Linalool*, Benzyl Benzoate*, Benzyl Salicylate*, Geraniol*. from natural essentials oils
Xeramance cr 200ml	Aqua, Hydrogenated Polysobutene, Butyrospermum Parkii, Glycerin, PEG-8, Isononyl Isononanoate, Hydrogenated Coco-Glycerides, Glyceryl Polymethacrylate, Cyclomethicone, Oenothera biennis, Cetyl Alcohol, Cera Alba, Cetyl Hydroxyethylcellulose, Methylparaben, Tocopherol, Acrylates/C10-30 Alkyl Acrylate Crosspolymer, Xanthan Gum, Propylparaben, O-Cymen-5 Ol, Tetrasodium EDTA, Trihydroxypalmitamidohydroxypropyl Myristyl Ether, Cholesterol, 2-Bromo-2-Nitropropane-1,3-Diol, Propylene Glycol
Xeramance-Plus cr 100ml	Aqua; Glycerin; Cetearyl Alcohol; Hydrogenated Polyisobutene; Paraffinum Liquidum; Buxus Chinensis; Glyceryl Polymethacrylate; Cera Alba; Cetyl Ricinoleate; Oenothera Biennis; Dimethicone; Cyclomethicone; PEG-8; Cetearyl Glucoside; Glyceryl Stearate; PEG-120 Esters, Butylene Glycol, Butyrospermum Parkii, Phenoxyethanol, Enteromopha Compressa Extract, Xanthan Gum, Trihydroxypalmitamidohydroxypropyl Myristyl Ether, Cholesterol, Tocopherol, Propylene Glycol, Methylparaben, Propylparaben, Tetrasodium EDTA

Xeraplain lipocrema 75ml

Trigliceride caprilico, acqua demineralizzata, esteri beenici, alcool cetilico, glicerina, gomma xantana, glicerofosfoinositolo sale di colina, fenossietanolo, alcool benzilico, potassio sorbato, sodio idrossido, perfluoropropil-etere, fosfolipidi. tocoferolo

Xerial 10 cr 100ml

Aqua, Urea, Glycerin, Paraffinum Liquidum (Mineral Oil), Isocetyl Stearate, Butyrospermum Parkii (Shea Butter), Cyclomethicone, Sorbitol, Polyglyceryl-4 Isostearate, Cetyl Dimethicone Copolyol, Hexyl Laurate, Stearoxy Dimethicone, Lactic Acid, Allantoin, Magnesium Sulfate, Sodium Methylparaben

Xerial P Baume 100ml

Aqua, Urea, Ppg-3 Myristyl Ether, Glycerin, Salicylic Acid, Ammonium Acryloyldimethyltaurate/Beheneth-25 Mehacrylate Copolymer, Coco-Glucoside, Glyceryl Oleate, Sodium Shale Oil Sulfonate, Butyrospermum Parkii (Shea Butter), Allantoin, Lactic Acid, Hydrogenated Lecithin, Polyquaternium-47, Palmitoyl Hydroxypropyl Trimomium Amylopectin / Glycerin Crosspolymer, Methylparaben, Phemoxyethanol, Butylparaben, Ethylparaben, Isobutylparaben, Propylparabem, Parfum (Fragrance), Butylphenyl Methylpropional, Limonene, Linalool

Xeroderm emuls
Xerolen cr 75ml
Zarzenda Crema 100ml

Aqua, Ethylhexyl Palmitate, Butyrospermum Parkii, Pentylene Glycol, Arachidyl Alcohol, Behenyl Alcohol, Arachidyl Glucoside, Glyceryl Stearate, PEG-100 Stearate, Butylene Glycol, Glycyrrhetinic Acid, Capryloyl Glycine, Bisabolol, Tocopheryl Acetate, Carbomer, Ethylhexylglycerin, Piroctone Olamine, Sodium Hydroxide, Allantoin, DMDM Hydantoin, Vitis Vinifera, Sodium Hyaluronate, Disodium EDTA, Ascorbyl Tetraisopalmitate, Propyl Gallate, Telmesteine.

INIBITORI TOPICI DELLA CALCINEURINA

NOME COMMERCIALE	Descrizione farmaco
Elidel 1%, crema 15 g	100 g di crema contengono pimecrolimus 1g
Elidel 1%, crema 30g	100 g di crema contengono pimecrolimus 1g
Protopic 0,03%, unguento 10 g	100 g di unguento contengono 0,03 g di tacrolimus
Protopic 0,03%, unguento 30 g	100 g di unguento contengono 0,03 g di tacrolimus
Protopic 0,1%, unguento 10 g	100 g di unguento contengono 0,1 g di tacrolimus
Protopic 0,1%, unguento 30 g	100 g di unguento contengono 0,1 g di tacrolimus

MISCELLANEA

NOME COMMERCIALE	Descrizione farmaco
Bacternil*Crema dermatologica 1% 30g	Argento sulfadiazina 1g
Betadine*10% gel cut 100g	100g contengono Iodopovidone (al 10% di iodio) 10g
Betadine*10% gel cut 30g	100g contengono Iodopovidone (al 10% di iodio) 10g
Braunol 10%*Unguento 20g tubo	100g = polivinilpirrolidone complesso iodico 10g (con un contenuto di iodio libero del 10%)
Braunol 10%*Unguento 100g tubo	100g = polivinilpirrolidone complesso iodico 10g (con un contenuto di iodio libero del 10%)
Centellase*Unguento dermatologico 1% 30g	Frazione totale triterpenica della Centella asiatica (asiaticoside 40%, acido asiatico, acido madecassico 60%)
Crystacide*crema 25g 1%	1g di crema contiene: 10mg di perossido di idrogeno ad una concentrazione dell' 1%.
Dermatar*unguento 30g	100g = solfoittiolato di ammonio 1,5g, acido salicilico 1,5g, betametasone 17-valerato 21-acetato 0,05g
Disinfene*pomata 30g	100g contengono Clorexidina cloridrato 0,100g; Idrossichinolina solfato 0,270g
Inotyol*Unguento dermatologico 50g	100g = ammonio solfoittiolato 1,5g, zinco ossido 15g, titanio biossido 6g, amamelide estratto fluido 1g
Katoxyn*Polvere aspersoria flacone 10g	100g = argento metallico (colloidale chimico Argento Katadyn (R)) 4,25g, benzoile perossido (pari ad anidro)1,50g; calcio gluconato anidro 1,00 g, alluminio silicato (bolus alba) 93,25 g
Katoxyn*Polvere spray 10,18g	100g = argento metallico (colloidale chimico Argento Katadyn (R)) 4,25g, benzoile perossido (pari ad anidro) 1,50g; calcio gluconato anidro 1,00 g, alluminio silicato (bolus alba) 93,25 g, n-butano 1,3 q.b.

segue *MISCELLANEA*

NOME COMMERCIALE	Descrizione farmaco
Lenil°Crema tubo 40g	100g = clorexidina dicloridrato 1 g
Neomercurocromo Bianco°pomata 30g	Clorexidina gluconato
Sofargen°1% crema 50g	Argento solfadiazina micronizzato 1g
Sofargen°1% crema 30g	Argento solfadiazina micronizzato 1g
Steril Zeta°Crema tubo 20g	100g = triclosano 0,2g, acido usnico al 2% 1g
Viderm°Unguento 25ml	100g = 8 - idrossichinolina solfato 0,25g, acido glicirretico 1g

PASTE

NOME COMMERCIALE	Descrizione farmaco
Babygella*pasta prot vaso 150ml	Paraffinum Liquidum, Aqua, Petrolatum, Zinc Oxide 10%, Glyceryl/Sorbitol Oleate/Hydroxystearate, Isopropyl Myristate, Polyisoprene, Prunus Dulcis, Hydrated Silica, Propylene Glycol, Panthenol, Lanolin Alcohol, Cera Alba, Glyceryl Stearate, Lactic Acid, Sodium Methylparaben, Potassium Sorbate, Sodium Dehydroacetate, Disodium EDTA, Profumo
BeBia*bambini pomata 75g	Contiene il 20% di ossido di zinco
Bepanthenol pasta lenitiva 100 gr	Aqua, Lanolin, Paraffinum Liquidum, Petrolatum, Panthenol, (5%), Prunus Dulcis, Cera Alba, Cetyl Alchol, Stearyl Alcohol, Ozokerite, Glyceryl Oleate, Lanolin Alcohol
Dermamid Pasta all'Amido	Aqua, Octyl Octanoate, Aluminium Starch Octanoate, Aluminium Starch Octenylsuccinate, Olea Europea, Cetearyl Alcohol, Glyceryl Stearate, Zinc Oxide, Panthenol, Glycerin, Potassium Palmitoyl Hydrolyzed Wheat Protein, Prunus Amygdalus, Glyceryl Linoleate, Glyceryl Arachidonate, Cyclomethicone, Dimethicone, Bisabolol, Malva Silvestris, Glycyrrhetinc Acid, Carbomer, Tocopherol, Lecithin, Ascorbyl Palmitate, Citric Acid, Phenoxyethanol, Methylparaben, Ethylparaben, Butylparaben, Imidazolidinyl Urea, Aminomethyl Propanol, Parfum
Dermana*pasta dermat tb 50ml	Acidi grassi Omega 6 (acido gamma-linolenico) e Omega 3 (acido alfa-linolenico); ossido di zinco.
Dermana Pasta cr 150ml	Aqua, Zinc Oxide, Paraffinum Liquidum, Cetyl Dimethicone Copolyol, Cetearyl Octanoate, Glycerin, Cetearyl Octanoate, Glycerin, Cetearyl Isononanoate, Weath Germ Glycerides, Synthetic Wax, Borago Officinalis, Sodium Chloride, Phenoxyethanol, Tocopheryl Acetate, Sorbic Acid, Retinyl Palmitate, Profumo
Dicofarm Pasta	Aqua, Paraffin, Zinc Oxide, Cetearyl Alcohol, Cetyl Alcohol, Paraffinum Liquidum, Titanium Dioxide, Ceteareth-20, Linoleic/Linolenic/Arachidonic Acid, Tocopheryl Acetate, Imidazolidinyl Urea, Methyl Paraben, Propyl Paraben, Tetrasodium Edta

segue PASTE

NOME COMMERCIALE	Descrizione farmaco
Eryplast pasta 125ml	Aqua, Glycerin, Zinc oxide*, PEG-75, Talc, Kaolin, Titanium dioxide, Panthenol*, Silica, Butylene glycol, Capryloyl glycine, Oleyl acetate*, Phytic acid*, Hydroxyethylcellulose, o-Cymen-5-ol.
Eryteal Klorane Bebe' pomata 75ml	Aqua, Pertolatum, Lanolin, Zinc Oxide, Gradi lecur, Paraffinum Liquidum, Silica, Retinyl Palmitate, Parfum, Tocopheryl Acetate, Cetrimonium Bromide, Allantoin, Methylparaben
Fitocose Pasta all'acqua 75ml	Aqua - Squalane - Zinc Oxyde - Cetearyl alcohol - Cetearyl Glucoside - Xanthan Gum - Aloe Vera* - Allantoin - Dehydroacetic Acid - Phenoxyethanol - Benzoic Acid.*da agricoltura biologica
Idipast 50g	Aqua, Olea Europea, Zinc Oxide, PEG-30 Dipolyhydroxystearate, Pentylene Glycol, Glycerin, Petrolatum, Stearyl Alcohol, Cetyl Alcohol, Panthenol, Retinyl Palmitate, Tocopheryl Acetate, Magnesium Sulfate, Magnesium Stearate, BHT
Mavipiu'-Idropasta°100ml	Aqua, Zinc Oxide, Paraffinum Liquidum, Prunus Dulcis, Glycerin, Caprylic/Capric Triglyceride, Lanolin Alcohol, PEG-30 Dipolyhydroxystearate, Calamine, Oryzanol, Gliceryl Stearate, Magnesium Sulfate, Silica, Tocopheryl Acetate, Glycine, Bisabolol, Phenoxyethanol
Mustela Bebè Crema Balsamo	Aqua, Zinc Oxide, Paraffinum Liquidum, Propylene Glycol Diethylhexanoate, Methyl Glucose Dioleate, Titanium Dioxide, Peg-45/Dodecyl Giycol Copolymer, Gliceryn, Ceresin, Ethyl Linoleate, Butyrospermum Parkii (Shea Butter) Fruit, Peg-8, Panthenol, Potassium Sorbate, Parfum, Magnesium Sulfate, Methylparaben, Caprylyl Glycol Propylparaben, Sodium Polyacylate
Noall-Bimbi trattante pasta 75ml	Aqua, Glycerin, Zinc Oxide, PEG-75, Kaolin, Pentylene Glycol, Titanium Dioxide, Talc, Silica, Tocopheryl Acetate, Hydroxyethylcellulose, Panthenol
Noall-Derma pasta 50ml	Contiene ossido di zinco all'8%.

Osmin-Pasta°dermoprot 100ml
Osmin Idra pasta acqua 50 ml
Pasta all'acqua Pediatril 50ml

Osmine biogene; Ossido di Zinco; Proteine del latte.

Avene\Aqua, Glycerin, Zinc Oxide, Caprylic/Capric Triglyceride, Prunus Dulcis, Glyceryl Stearate, Magnesium Aluminium Silicate, Hydroxy-Ethylcellulose, Citric Acid, Peg-100 Stearate, Phenoxyethanol, Tocopheryl Acetate

Pasta all'acqua Klorane-Bebe' 75ml
Pasta di Fissan Delicata 150ml

Petrolatum, Paraffinum Liquidum, Propylene Glycol, Zinc Oxide, Aqua, Sorbitan Oleate, Lanolin Alcohol, Paraffin, Hydrated Silica, Hydrogenated Castor Oil, Cera Alba, Glyceryl Stearate SE, Carnauba, Hydrolyzed Casein, Parfum, Stearic Acid, Allantoin, Linseed Acid, Panthenol, Methylparaben, Urea, Tocopheryl Acetate, Glycyrrhetinic Acid, Sodium Benzoate, Sodium Propylparaben

Pasta di Fissan Calendula 50ml

Lanolin, Petrolatum, Aqua, Paraffinum Liquidum, Zinc Oxide, Cetearyl Alcohol, Hydrated Silica, Tocopheryl Acetate, Linseed Acid, Panthenol, Bisabolol, Chamomilla Recutita Extract, Calendula Officinali Extract, Glycine Soja Oil, Parfum, Maltodextrin, Hydroxycitronellal, Silica, Linalool, Coumarin, BHT, Phenoxyethanol, Methylparaben, Propylparaben

Trofo-5°pasta 75ml

Aqua, Zinc Oxide, Paraffinum Liquidum, Decyl Oleate, Cyclomethicone, Oryza sativa, Cetyl Dimethicone Copolyol, Ceresin, Glyceryl Stearate, Hydrogenated Castor Oil, Propylene Glycol, Sodium Chloride, Peg-100 Stearate, Sodium Hyaluronate, Retinyl Palmitate, Trideceth-9, Bisabolol, BHT, Olea europea, PEG-5 Octanoate, Buxus Chinensis, Gadi Lecur, Magnesium Sulfate, Sodium Methylparaben, Sodium Dehydroacetate, Sorbic Acid, Tetrasodium EDTA

Vea-Zinco pasta 40ml

Tocopheryl Acetate, Zinc Oxide, Cyclopentasiloxane, Hydrogenated Castor Oil, Ethylhexyl Palmitate, Dymethiconol

Vitamindermina°pasta 100ml

Aqua, Zinc Oxide, Petrolatum, Lanolin, Paraffinum Liquidum, Prunus Dulcis, Squalane, Isopropyl Lanolate, Sorbitan Isostearate, Glycerin, Cera Alba, Octyl Palmitate, Butyrospermum Parkii, Persea Gratissima, PEG-2 Hydrogenated Castor Oil, Glycyrrhetinic Acid

Finito di stampare nel mese di Novembre 2007

Printed in the United States
By Bookmasters